우리는 결코 알지 못하는

노년의 삶

우리는 결코 알지 못하는

노년의 삶

ⓒ추기옥 2016

초판　1쇄 발행일 2016년 9월 30일

지 은 이　추기옥

출판책임　박성규
편집진행　유예림
편　　집　현미나 · 구소연
디 자 인　김지연 · 이수빈
마 케 팅　나다연 · 이광호
경영지원　김은주 · 박소희
제　　작　송세언
관　　리　구법모 · 엄철용

펴 낸 곳　도서출판 들녘
펴 낸 이　이정원
등록일자　1987년 12월 12일
등록번호　10-156
주　　소　경기도 파주시 회동길 198
전　　화　마케팅 031-955-7374　편집 031-955-7381
팩시밀리　031-955-7393
홈페이지　www.ddd21.co.kr

I S B N　979-11-5925-193-1 (03510)

「이 도서의 국립중앙도서관 출판예정도서목록(CIP)은 서지정보유통지원시스템 홈페이지(http://seoji.
nl.go.kr)와 국가자료공동목록시스템(http://www.nl.go.kr/kolisnet)에서 이용하실 수 있습니다.(CIP제어번
호: CIP2016022659)」

우리는 결코 알지 못하는

노년의 삶

추기옥 지음

노인이 된

부父모母

이해하기

들녘

사회복지 공부는 원래 계획에 없던 것이었다. 동국대학교에 재직하던 고(故) 이윤근 교수가 성격에 맞을 것 같다며 권하여 아주 가벼운 마음으로 공부를 시작하였는데 정말이지 사회복지사로 일을 할 줄은 몰랐다. 공부를 끝낸 후 다시 이 교수 부부의 안내로 엉겁결에 사회복지사의 길에 들어섰는데 그동안 15년 가까운 세월이 흘렀다.

　내게는 어머니 한 분만 계시는데, 우리 어머니는 노인의 길에 진입한 후 많이 달라졌다. 평균적인 잣대로 보아 합리적이고 이성적이던 분이 지금은 내가 일을 하면서 보는 다른 노인들과 크게 다르지 않다.

　만약 노인복지 분야에서 일하지 않았다면 그런 어머니를 이해하지 못해서 마음에 들지 않거나 잘못이라고 생각하는 부분을 고치거나 바로잡으려 애썼을지 모른다. 하지만 그렇게 변한 나의 어머니는 정상적으로 나이 드셨으며, 여전히 자식들을 걱정하는 자애로운 부모이다. 노인복지를 한 덕에 한 분 남은 어머니를 조금이나마 더 이해하게 되어 정말 다행이라고 생각할 때가 많다.

　노인복지에서 경력을 쌓은 것은 스스로를 다스리는 데에도 많은 도움이 되었다. 이상적으로 노인이 된 사람, 또는 그렇지 않은 사람…… 다양한 모습의 노인들을 보면서 아름답게 나이 들어가는 것은 무엇인가를 고민하게 되었고, 그렇게 되고자 노력하고 있다. 미래 노인이 된 스스로를 그려보며 미리 준비할 기회를 얻었으니, 이 또한 감사한 일이다.

이 책은 노인에 대한 이해를 높여 오해를 줄이고자 쓰기 시작했으며, 학문적 이론이나 의학적 지식이 아니라 노인복지 현장에서 장기간 종사하며 축적된 관찰과 경험을 바탕으로 하였다. 노년기에 나타날 수 있는 여러 가지 문제 위주로 내용이 구성되어 있는데, 그렇다고 모든 노인들이 다 그런 문제를 가지고 있다는 말은 아니다. 이상형의 노인이 되어 가족과 사회로부터 존경받고 행복한 노후를 보내는 사람들도 있지만 그렇지 않은 사람들도 많아 후자에 초점을 맞췄다.

인간은 자신의 의지와는 상관없이 누구나 노년기에 들어서면 노년기 특유의 신체적, 정신적, 사회적 변화를 겪게 된다. 노인은 누구나 질병이나 사회적 역할의 축소 등으로 심리적으로 위축되고 젊었을 때와는 다른 행동양식이나 사고의 변화를 겪는다. 그 결과 '우리 부모가 달라졌다'는 말을 듣기도 한다. 그때 만약 가족이 그런 변화의 양상을 미리 알고 있다면, 그런 변화에 관한 지식을 보유하고 있다면, 나이 든 부모가 보이는 특이한 행동이나 과거와 다른 반응을 이해할 수 있을 것이다. 더 나아가 어떤 상황에 대한 예방책을 구상할 수 있고, 문제점을 발견하면 늦기 전에 적절한 조치를 취할 수도 있다. 그러나 노인에 대한 정보와 지식이 없으면 아무리 사랑하는 부모라 할지라도 변하고 달라진 모습을 받아들이기가 쉽지 않으며 결국 오해가 누적되어 부모와 자식 간 관계가 악화되는 것은 시간문제가 된다. 그런 맥락에서 나이 든 부모를 이해하는 데 조금이나마 도움이 되었으면 좋겠다는 생각에서 이 책을 쓰기 시작했다.

사회에서 노인을 바라보는 시각은 차가운 편이다. 사회구성원들의 의식 변화와 기술의 발전을 따라가지 못하는 사람, 가족과 사회에 부담스러운 존재라는 인식이 팽배하다. 그러나 우리 한번 생각해보자. 노인은 정말 짐스러운 존재일 뿐인가? 그 사람들이 평생을 살아오면서 가족과 사회를 위해 헌신해온 노력을 우리가 외면하고 있지는 않은가? 우리가 인식하는 노인의 위상은 가족과 사회 안에서 적당한 수준인가? 국가와 사회는 그들이 인간답게 살아가도록 적절한 보호 장치를 제공하고 있는가? 젊은 층에게 고정된 사회적 관심이 이대로 지속되는 것이 바람직한가? 화려하고 현란하기까지 한 역동적 사회 변화 속에서 자꾸만 뒤로 처지며 표류하는 노인들을 어찌할 것인가?

노인은 어린이, 청소년, 젊은 성인처럼 우리와 같은 시대를 공유하며 살아가는 사람들이다. 어린이나 청소년이 가족과 사회 안에서 특별한 보호와 관심을 받듯 노인에게도 그런 관심과 보호가 필요하다. 왜냐하면 노인은 사회적 약자이고, 우리도 모두 예외 없이 언젠가 노인의 길을 갈 것이기 때문이다.

가족은 노인에 대한 이해를 바탕으로 부모를 존중하고, 사회는 노인에 대한 인식을 개선하기를, 국가는 이들이 겪는 어려운 점을 제도, 정책을 통해 보완해주기를 노인복지에 종사하는 한 사람으로서 기대한다.

이 책이 나오기까지 도움을 주신 분들에게 감사의 인사를 전하고 싶다. 바쁜 일정 중에 이 원고를 읽으며 의학적인 부분을 감수하고 내용을 보충해준 연세사랑요양병원의 오명환 선생에게 우선 큰 감사를 드린다. 우리 사무실의 전민주 사회복지사는 부모를 모시면서 겪는 다양한 경험을 들려주어 내용을 풍부하게 해주었다. 늘 그렇듯 나의 어머니 김순자 님은 언제나 나의 든든한 지지자이고, 가족에게 사랑한다는 말을 전하고 싶다. 내 자신 안온하게 나이 들어가는 것은 가족의 덕이다.

그리고 이 원고가 세상에 나올 수 있도록 출판을 허락해준 도서출판 들녘의 이정원 대표와 책의 모양새를 갖춰준 유예림 편집자에게도 역시 감사의 인사를 전한다.

2016년 9월
양지재가복지센터 사무실에서
추기옥

차례

1
노을빛, 혹은 잿빛
노년의 풍경

2
노인의 몸과 마음에
일어나는 일들

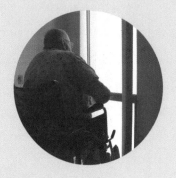

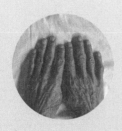

3
건강한 노인
되는 법

4
노인이 된 부모가
나를 힘들게 할 때
― 문제행동과 대처법

부록―유용한 사회복지 정보

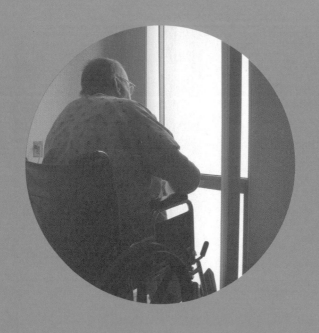

우리는 왜 노인을 이해해야 하는가?
노인이 된다는 것은 어떤 것인가?
노인이 된 우리 부모는 어떤 모습인가?
노인이 된 부모를 대하는 나는 어떤 모습인가?

노인이 되어가는 우리 눈에 비치는 부정적인 풍경에
제 색깔을 찾아주자.

1

노을빛, 혹은 잿빛 노년의 풍경

노인은 개인의 차는 있으나 신체와 인지 양면에서 전반적으로 쇠퇴를 겪으며 기능이 떨어지는 사람들이다. 그러다 보니 일반인의 시각에서 이해가 되지 않는 행동이나 말 또는 반응을 보여 놀라는 수가 있다. 그래서 '우리 부모가 달라졌다'는 말을 듣기도 한다.

달라졌다는 것 하나만을 보자면 특별한 것은 아니다. 우리는 누구나 일생을 살아가면서 꾸준히 변하고 있기 때문이다. 문제는 우리들 눈에 바람직하지 못한 것으로 보이는 퇴행성 변화들이다. 자주 아프고 골절상을 입는 것은 어쩔 수 없다 치더라도 무엇 때문에 고집을 피우면서 엉뚱한 말을 하는지, 몸에서 냄새가 나는데 왜 씻지 않으려 하는지. 그런 것까지 전부 이해하기는 힘들다.

인체의 노화는 각자 양상이 다르고 정도도 다르지만 꼭 한 가지 우리가 잊지 말아야 할 점은 이 세상에 변하고 싶어 변하는 사람은 아무도 없다는 것이다. 지금 우리 눈에 보이는 노인의 낯선 행동은 나이를 먹음에 따라 신체와 인지기능이 저하되어 자신의 의지와 무관하게 진행된 변화의 결과물일 수 있으니 우리는 이를 너그러운 시각으로 포용할 필요가 있다.

자신이 겪어보지 않은 상황을 무조건 이해하기란 쉽지 않다. 하지만 사랑하는 부모님의 변화이니만큼 노인의 특성에 대해 알아보고 도움을 드릴 부분은 없는지 점검해보면 좋겠다.

나이 들어감의 매력

개인의 차는 있으나 나이 50을 넘긴 사람들은 자신의 몸이 전과 다르다는 것을 느끼게 된다. 남성은 배가 나와 점점 항아리 체형이 되면서 고지혈증, 고혈압, 당뇨병 발병이 늘어나고 민첩성과 근력이 저하된다. 술을 즐기는 사람들은 숙취에 시달리고 다음 날 일하는 데 지장을 받으면서 좋아하던 술자리를 멀리하려 노력한다. 여성 역시 비슷한 상황에 처하며 관절염을 앓거나 골절상을 당하는 숫자가 증가한다. 젊었을 적에는 급할 때 두어 개의 계단을 한꺼번에 사뿐히 뛰어다니기도 했지만 이제는 몇 개의 계단을 오르기도 힘이 드니 한때 나와는 전혀 상관없다고 생각했던 늙음이 어느 사이 커다란 입을 벌리고 나를 노리고 있는 것 같은 느낌을 받게 된다.

늙음은 굽은 등, 흰머리, 주름 등의 단어를 떠올리게 할 만큼 젊은 시절의 외모를 무자비하게 허물어뜨리는데, 그렇다고 늙음이 그렇게 다 부정적인 것만은 아니다. 모든 사람들이 다 이 말에 동의하는 것은 아니지만, 나이가 드니 오히려 편안하고 좋다는 사람들이 꽤 있다. 왜 그럴까?

노년기에 접어든 사람이라면 그때까지 살아온 삶의 여정에서 이루 헤아릴 수 없이 많은 사건을 겪기 마련이다. 인생은 마치 롤러코스터 같아 삶이 바닥으로 곤두박질치기도, 또 그럭저럭 여유롭기도 한 엎치락뒤치락의 과정을 거친다. 삶의 길목 곳곳에는 사건, 사고, 갈등 같은 것들이 숨어 있다가 전혀 예기치 못한 순간 불쑥 튀어나와 우리를 당황과 절망에 빠뜨려 짧으면 몇 달, 길면 몇 년까지 후유증에 시달리게 한다. 속 썩이는 것이 어찌 타인들뿐인가. 철석같이 믿고 의지하던 가족이 가슴에 비수를 꽂기도 한다.

이렇게 힘든 인생을 굽이굽이 살다 보면 어지간한 일에는 크게 놀라지 않는다. 축적된 인생 경험들로 사고가 깊어지고, 지혜가 쌓이며, 타인에 대한 배려가 깊어진다. 흐르는 시간 속에 몸은 노화되지만 다양한 일을 겪으며 정신은 오히려 성숙해져 안정을 이루게 된다. 나쁜 일에도 좋은 일에도 크게 동요하지 않고 심하게 충격받지 않는 마음의 평온을 얻고, 높은 수준의 평정심을 이루니 젊었을 적보다 흔들림이 적어 자연히 편안함을 느끼는 것이다.

인격이 성숙을 넘어 완숙하는 시기, 노년기

젊음은 아름답고 찬란하지만 불안하기도 하다. 이루고자 하는 꿈은 원대하나 실현은 어려워 세상이 나를 몰라주는 것에 서운하고 원망스러운 마음이 크다. 삶에 대한 기대가 높은 데 반해 실현은 어려우니 기대치를 충족하지 못하는 데서 오는 불만족도 크다. 젊은 시절에는 어떤 사건이 터지면 그 소용돌이 속에 휘말려 허우적대기 바쁘고 감정적이고 주관적으로 대응하여 사건이 끝나도 오랫동안 후유증에 시달린다.

하지만 나이가 들면 차분하게 사건을 분석하는 능력이 깊어진다. 사건의 중심에서 한 발자국 발을 빼고 가능하면 그 일을 객관적, 합리적, 이성적으로 판단하려 노력하니 자연히 실수도 적어진다. 살아오는 동안 지식, 경험과 지혜가 축적되어 판단력과 정확성도 증가한다.

사건이 끝난 후 회복하는 속도도 빠르다. 마음속에 상처 하나가 더 생겨도 과거에 생긴 수많은 상처에 하나가 더해진 것에 불과하고 또 과거 경험에 비추어 강도가 낮은 것이면 별것 아닌 것으로 생각하고 가볍게 묻어버리기도 한다. 이미 난 상처들이 새로 생긴 상처에 완충재 역할을 하여 충격이 덜하다. 노년기에 접어들어 몸에 상처가 나면 오래가고 잘 안 낫지만 정신에 난 상처는 반대로 젊었을 때보다 가볍게 이겨낸다.

젊었을 적엔 타인의 행동과 언어가 자신의 기준에 맞지 않으면 기분 나쁘고 화가 나지만 이제는 절대 이해하지 못할 사람도 또 절대 이해 못할 일도 적다. 살아오는 동안 사람들의 다양성을 경험했기에 주는 것 없이 밉거나 건방져 보이던 사람에게서조차 장점이 보이기 시작한다. 세상을 보는 눈길이 부드러워지니 상대편이 가진 재능과 재주 같은 좋은 점이 눈에 들어오는 것이다. 타인을 대함에 있어 이렇게 좋은 점을 보니 인간관계가 원만해진다. 미소로 세상을 품을 수 있는 시기가 바로 노년기다.

물론 나이 들어간다고 모든 사람이 다 저절로 이런 노년기의 장점을 얻는 것은 아니다. 오히려 더 고집스러워지고 타협하지 않으며 이기적이 되어 주위 사람들을 힘들게 하는 사람도 있다. 하지만 성숙하게 나이 들어가면 대체로 정신적 안정을 이루어 외부 영향에 잘 흔들리지 않으며, 세상을 보는 시각이 너그러워지고 인간관계가 부드러워져 갈등이 줄어든다. 삶의 지혜가 쌓여 누구나가 공감할 수 있는 합리적인 해결책을 내놓아 존경을 받는다. 화내고 분노하고 질투하던, 타인을 향해 외부로 뿜어져 나가던 거친 에너지를 내면으로 흡수, 승화시켜 마음공부나 자기 계발을 하는 등 자신을 위해 쓸 수 있을 만큼 여유로워진다.

그러므로 노년기는 인생 경영을 잘한 사람에게는 생애 어느 시기보다 편안하고 안정되며 풍요로운 시기가 될 수 있다. 바쁘게 살아왔던 젊은 날을 뒤로 하고 그동안 꿈꿔왔지만 실천하지 못했던 일들을 하며 즐거울 수 있는 시기이다. 삶이 성숙기를 넘어 완숙기에 접어들어 노인의 존재 자체가 향기로울 수 있다.

우리 부모가 달라졌다

개인의 차는 있지만, 그런 안정적인 시기를 넘어 더욱 나이를 먹으면 불행하게도 부정적 변화를 겪는 경우가 많다. 꼭 치매와 같은 질병 때문이 아니라도 전반적으로 뇌의 활동이 위축되면서 인지기능이 저하되어 종래와는 다른 사람으로 변하기도 한다.

어린 자식의 눈에는 부모가 슈퍼맨, 슈퍼우먼과 동급이다. 힘도 세거니와 아무리 어려운 문제도 척척 해결하는 능력자들이기 때문이다. 그런 부모에 대한 경외심과 존경심은 자녀가 성인으로 성장하여 부모 못지않은 능력과 힘을 보유하게 되면서 점차 약화되지만 결정적으로 흔들리는 시점은 부모가 노인이 되면서부터이다. 부모가 한 겨울을 나면서 감기를 서너 번이나 앓고 흰머리를 감추기 위해 매달 염색에 공을 들이는 것을 보면 '우리 부모님도 이제 나이 들었나 보다' 하는 슬픈 생각에 잠기게 된다. 그 순간 부모가 나를 키우기 위해 애썼던 과거가 머릿속을 스치기라도 하면 코끝이 찡해지면서 효도를 다짐하지만, 하찮은 일에 서운해하고 고집을 부리는 모습을 보면 실망스럽고 그 상황을 어떻게 받아들여야 할지 당황스럽다. 부모가 다른 사람이 된 것 같기도 하고, 내가 알던 사람이 아닌 것 같기도 하며 혹시 일부러 어깃장을 놓는 것은 아닌지 의심스럽기까지 하다.

우리가 막연하게 머릿속에 그리는 노인상은 너그럽고 인자하다. 손자가 조르면 이야기보따리에서 이야기 하나를 쑥 꺼내 나직한 목소리로 조근조근 재미나게 들려주거나, 엄마에게 야단이라도 맞으면 품에 담쏙 안고 토닥여주는 따스한 존재이다. 또한 집안에 어려움이 있으면 현명한 조언을 하여 자식들이 문제를 극복하도록 돕는 최고의 어른이다. 그런 묵직한 존재감으로 인하여 과거에는 노인이 가족의 중심점 역할을 톡톡히 했다.

하지만 우리가 현실에서 만나는 노인은 판이하다. 이상적으로 노인이 된 사람들도 있지만 혼자 주장만 하고 타협하지 않는 노인, 불평만 하는 노인, 이기적인 노인, 감정조절을 못하는 노인, 씻지 않아 지저분하고 냄새나는 노인도 많다. 그런 부모를 자식은 이해하기 힘들다. 젊었을 적엔 합리적이었고 요즘 말로 '쿨한' 사람이었는데 왜 그렇게 변했는지, 나이 들면 다 그런 것인지 궁금하다. 그러다 보니 노인은 가족으로부터 '우리 부모가 달라졌다'는 말을 들으며 존경스럽거나 사랑받는 부모의 지위에서 강제

하향 조치를 당하게 된다.

늙지 않는 사람은 아무도 없다

인간은 인생의 4분의 1을 성장하는 데 보내고, 나머지 4분의 3은 늙어가는 데 보낸다 한다. 한참 팔팔한 20대, 30대일지라도 실은 조금씩 늙고 있는 중이다. 아직 드러나게 표시가 안 날 뿐. 그러니 아동이나 청소년이 아닌 다음에야 모두 한 배를 탄 격이다. 인간이라는 생명체 중 죽음을 피해가는 사람은 없고 시간의 차이가 있을 뿐 우리의 종착역은 모두 같은 곳이니, 노인에 대해 편견을 갖는 대신 이해하려 노력해보자. 상대에 대한 정보를 가지고 상대를 이해하려고 노력하는 것과 무지한 채로 대하는 것은 하늘과 땅 차이이다. 나를 이 세상에 존재하게 한 원천이며 온갖 어려움 속에서 나를 사랑으로 돌봐온 이들을 이해하기 위해 시간을 내보자. 부모의 변화를 제대로 알고 부모가 보이는 행동을 이해한다면 경제적, 물리적으로 부모를 봉양하는 것 못지않게 큰 효도가 될 것이다.

세상에는 불공평한 것이 넘치지만 늙음은 누구도 피할 수 없기에 공평하다. 세상사가 대부분 시작과 끝을 잘 맺어야 하듯 인생 역시 아름답게 살다가 아름답게 죽는 것이 중요하다. 하지만 우리나라 정서상 늙음이나 죽음은 쇠퇴나 종말, '모든 것의 끝'을 의미하기에 사랑받지 못하는 주제라, 우리 대부분은 그것에 대해 알고자 하지 않는다. 어쩌다 그런 단어가 나올라치면 마치 대단한 부정이라도 타는 것처럼 도리질을 하며 외면한다. 또 젊은이들은 늙음을 자신과 전혀 상관없는 것으로 여기기도 한다. 하지만 어쩔 것인가. 누구나 예외 없이 늙고 병들어 괴로워하다 세상을 떠나는 것을. 그러니 우리는 누구나 노인의 길에 대해 관심을 가질 필요가 있다. 그리고 다른 세상사처럼 이 역시 미리 준비하는 사람이 유리하다.

노인을 가까이서 돌볼 기회를 갖는 것은 나의 노후를 미리 그려볼 수 있다는 점에서 유익하다. 부모가 나이 들어가며 겪는 신체적, 정신적 변화와 투병 과정을 곁에서 지켜보면서 자연스럽게 우리의 노후를 미리 생각해볼 기회를 갖게 되기 때문이다. 부모가 가고 있는 노년의 길을 지켜보면서 내가 그 입장이라면 특정 상황에서 어떤 결정을 할지, 바람직한 노후를 위해 어떤 길을 선택할지 등 나 자신을 부모의 입장에 두고 생각해보지 않을 수 없다. 이렇게 노후에 대해 미리 예행연습을 경험한 사람은 아무래도 이런저런 마음의 준비도 하고 대비도 하기 때문에 준비하지 않은 사람에 비해 훨씬 무난하게 노년의 삶에 적응한다. 늙음에 대비하려면, 경제적인 준비 외에 노화를 자연스럽게 받아들이는 마음의 준비도 필요하고, 자신의 역할과 가족 관계를 새롭게 정립할 필요도 있으며, 여가 시간을 어떻게 보낼지 구체적으로 계획을 세우고 정보를 모으는 것도 중요하다. 노인이 된 부모를 반면교사로 삼는다면 성공적 노화를 이룰 가능성이 크다.

노년기의 변화는 자연스러운 것이다

늙음은 어찌 보면 슬프다. 무엇을 해도 사랑스럽고 무엇을 입어도 예쁜 청춘을 지나 왕성하게 사회활동하는 중년기를 넘어 본격적인 노화의 단계에 들어서면 우리의 몸은 달라진다. 우선 흰머리나 주름살 등의 외형적인 변화가 두드러지고 심리상태나 마음도 약해져 더 이상 슈퍼맨일 수 없게 된다. 병원을 가는 일이 잦아지고 넘어지기라도 하면 골절상도 쉽게 입는다. 새 지식과 기술을 받아들이기가 어려워 젊은이들을 따라가기가 어렵다. 그러다 보니 이제까지 해왔던, 익숙한 삶의 방식을 고집하느라 세상과 잘 소통하지 못하고 다른 사람들과 잘 어울리지 못하는 고집불통이 되기도 한다. 그래서 뭘 해도 예쁘지 않은 사람이 되기 십상이다.

겉으로 드러나는 신체적 변화 외에 기억력과 인지적 통제 기능이 저하되고 심지어 성격까지 바뀌기도 한다. 뇌의 기능이 저하되어 그럴 수도 있고 질병 탓에 그런 변화를 겪을 수도 있다. 질병이 아니라면 자신이 처한 상황에 적응하기 위해 변하기도 한다. 특별한 문제가 없다 할지라도 은퇴를 하거나 과거에 비해 사회활동이 위축되면 삶에 적극성을 잃고 시야가 좁아져 소극적이 되면서 사고방식이 변하는 것이다. 소득이 줄고 신체능력이 저하되면 자신감을 잃고 불확실한 자신의 미래를 불안하게 여겨 다른 가족에 대한 의존성이 높아지고 심하면 집착하기도 한다.

어떤 형태가 되었든 노년기에는 누구나 변화를 겪는다. 그러나이는 하나도 이상한 일이 아니다. 인간은 전 생애에 걸쳐 늘 변화하기 때문이다. 노년기에 나타나는 변화 양상은 전 생애에 걸친 변화의 일부분이지 노인이 되었다고 그 사람들만이 특별하게 이상한 변화를 겪는 것은 아니므로 우리는 노년기의 변화를 자연스러운 현상으로 받아들일 필요가 있다.

우리에게는 태어나서 청소년기를 거쳐 어른이 되어 노인으로 살다 세상을 떠날 때까지 각각의 생애주기별로 해내야 하는 일들, 즉 과업이 있다. 어렸을 적에는 적당한 교육을 받으며 바르게 성장해야 하고, 성인기에는 경제활동을 하며 사회적 관계망을 형성하고 가족을 이루어 그에 대한 책임을 진다. 그러다가 노년기에 이르면 노화된 신체적 변화에 적응하고 가족 안에서 과거와는 다른 새로운 역할을 맡게 된다. 부모의 역할 외에 조부모의 역할이 추가되고 남은 삶을 의미 있게 보내는 과제가 새로운 과업으로 주어지는 것이다. 이렇게 삶의 각 단계에서 자신이 처한 환경에 적응하고 해내야 하는 과업들을 달성하기 위해 노력하다 보면 우리는 늘 과거와는 조금씩 다른 사람으로 변화하고 진화하기 마련이다. 그러므로 긍정적이든 부정적이든 이러한 변화는 인간의 삶에서 지극히 자연스러운 과정이다. 노인은 별나라에서 온 사람이 아니라 바로 나의 미래 모습이기도 하다.

나이 들수록 불리한 인체

노년기에는 퇴행현상이 자주 나타난다. 마치 말썽꾸러기 아이들이 보이는 문제행동처럼 건강한 성인에게서는 찾기 힘든 현상이다. 우리가 노인에 대해 갖는 부정적 인식은 노인들이 보이는 고집스러움, 의존성, 이기적 행태, 불안정한 감정기복과 같은 특유의 퇴행양상에 기인한다고 할 수 있다. 인간이 일생에 걸쳐 겪는 일련의 쉼 없는 변화의 과정 속에서 언제부터 확연하게 퇴행양상을 보이는지는 딱 잘라 말할 수 없지만, 가장 눈에 띄는 것은 신체의 퇴행이다.

노인임을 쉽게 알게 하는 외모의 변화 외에도, 노화에 따라 대부분의 인체 장기의 무게가 감소하는데 가장 특징적인 장기는 림프계 기관인 흉선으로 60대에는 40%로 감소하고 90대에는 10%까지 감소한다. 흉선은 면역세포를 생산하는 기관이다. 그다음 간, 뇌, 신장, 비장 순으로 무게가 감소한다. 무게가 감소한다는 것은 단순하게 말해 기능이 저하된다는 의미이다. 그중에서 인간의 사고를 관장하는 뇌의 중량은 상당수 사람들에게서 60대부터 급격한 감소가 시작된다.

뇌 중량이 상당량 감소하는 시점과 유사하게 대략 70대 이후부터는 인지기능에도 변화가 나타나는 경우가 많다. 인지기능에 직접적 영향을 끼치는 치매 같은 병에 걸리지 않아도 기억력이나 판단, 감정조절에 문제가 생긴다. 각자 처한 환경과 살아온 경험에 따라 개인차는 존재하지만 뇌의 축소와 기능감퇴로 인해 나이가 들수록 더욱 완고해지고 타인과의 소통에 어려움이 증가하는 경향을 보인다. 모든 사람이 다 그렇게 변하는 것은 아니지만 일반적으로 그런 변화 양상이 증가하는 것은 사실이다.

거기다 기술과 정보가 하루가 다르게 발전하고 변화하는 상황에서 나이 든 사람들이 사회의 변화를 따라가기란 쉽지 않다. 친절하게 가르쳐주는 사람도 드물거니와 설명을 들어도 기억하고 능숙하게 쓰기까지는 많은 시간이 걸린다. 그러다 보니 젊은 세대와 말이 안 통해 퇴물 대접을 받기도 한다.

노인의 특성을 이해하자

사람들과 이야기하다 보면 노인에 대한 지식이 조금만 있어도 저렇게 심각한 오해는 하지 않을 텐데, 노인을 대하는 요령을 조금만 알고 있어도 저렇게 힘들지는 않을 텐데 하는 아쉬움을 느낄 때가 많다. 예를 들면 "치매에 걸린 시어머니가 나를 미워하고 구박해요.", "밥을 먹고 또 달라고 하고 냉장고를 뒤져 미치겠어요.", "목욕을 시키려면 욕을 퍼부어요." 같은 이야기들이다.

노인들이 살아가는 모습은 정말 다양하며 때로 비이성적이기도 하다. 수도요금을 아끼고자 물이 방울방울 떨어질 정도로만 나오도록 잠가놓거나 소변을 본 후는 절대 물을 내리지 않고 대변이라도 봐야 한 번씩 물을 내리는 사람. 상대의 의견은 안중에 없고 오로지 자신이 하고 싶은 말만 고장 난 녹음기처럼 수없이 되풀이하는 사람. 평소에는 양처럼 온순하다가 목욕을 하자고 하면 무서운 들개로 변신해 물어뜯거나 발로 차고 온갖 희귀한 욕을 퍼붓는 사람…….

어느 연령대에나 특이한 삶의 방식을 고집하는 사람들이 있지만 노인 중에는 그런 사람이 많다. 이성적으로 판단하고 결정하는 인지능력이 저하된 탓이기도 하고, 삶의 경험이나 자신이 처한 상황에 비추어 그렇게 사는 것이 유리하다고 판단해서이기도 하다. 지금 노인층은 일제 강점기와 한국전쟁을 거치면서 배고픔과 빈곤을 뼈저리게 겪어서 절약이 머릿속에 각인되어 있는 경우가 많아 특히 절약에 대한 민감도가 높다. 이렇듯 사는 방식이 서로 다르다 보니 나이 든 부모와 자식 간에는 자연히 다툼이 는다. 아무리 이야기해도 고쳐지지 않으면 자식은 부모에게 실망하며 점차 거리를 두게 된다.

이해를 하면 오해가 준다

노인은 다른 연령층에 비해 교육의 효과가 높지 않다. 어린이는 빈 그릇에 내용물을 채워 넣는 것과 같아 교육의 효과가 가장 크고 교정이 수월하며, 젊은 성인 역시 타인의 지적을 수용하려 노력한다. 하지만 노인을 바꾸는 것은 대단히 어렵다. 우선 변화를 싫어하고 뇌기능 저하, 치매 등 뇌에 발생한 병변으로 인지기능에 문제가 생긴 경우는 자신의 행동양식을 두고 왜 사람들이 군말을 하는지 이해하지 못할 뿐더러 자신의 생활습관을 바꿔야 할 필요성에 대해서는 더더욱 인지하지 못한다. 행동의 교정은 잘못을 인정했을 때 그 결과로 일어나는 것인데 잘못이라는 인식이 없으니 교정이 될 리 없다.

뇌의 기능은 정상이라 할지라도 어른으로서 50년, 60년 이상 주체적으로 살아온 삶의 경력이 있다 보니 오랜 기간 습관이 된 부분들이 많아서 고치기도 쉽지 않다. 내가 최고 어른인데 누구 말을 들어야 하느냐 하는 고집도 있지만 노인의 입장에서 보면 이제까지 살아왔던 익숙한 삶의 방식을 버리고 새로운 방식을 받아들이는 데 대한 부담이 커 거부하기도 한다. 그런 이유로 노인을 모시고 사는 가족은 힘든 점이 많다.

자식을 독립시키고 부부끼리 살다가 남편과 사별한 할머니가 있다. 몇 년 전부터 자꾸 넘어지더니 급기야 고관절 수술을 하여 걷기가 어렵게 되자 어머니를 그대로 두고 볼 수 없다고 판단한 아들이 어머니와 합가를 하였다. 하고 보니 어려운 점이 한두 가지가 아니다.

며느리 시어머니 수발로 내 일이 늘어나고 수시로 병원에 모시고 가는 것은 참을 수 있어. 그런데 도대체 협조가 안 되니 어쩌면 좋아. 난 종일 밖에서 힘들게 일하고 오는데 어쩌면 그런 며느리를 위해 된장찌개 한번 끓여놓는 적이 없냐. 저녁 밥 먹은 후에는 남편이랑 둘이서 TV 보며 밀린 이야기 좀 하고 싶은데 시어머니는 좋아하는 드라마를 본다고 늦은 밤 시간까지 거실에 버티고 앉아 있어. 눈치 없이. 게다가 약 봉지는 어떻고. 방에 들어가면 난장판이야. 찾기 쉽고 드시기 좋으라고 깔끔하게 치워주지만 하루가 지나면 다시 전과 똑같아져. 그뿐이 아니야. 목욕은 죽어라 싫어해. 깨끗이 닦아드리고 싶은데 꾀병을 부리지 않나, 소리를 지르지 않나. 전번에는 꼬집히기까지 했다니까. 냄새가 나 가까이 가기가 싫고 누가 볼까 걱정돼.

며느리는 시어머니가 자신을 일부러 괴롭히고 미워한다고 생각한다. 하지만 시어머니는 밥을 챙겨주고 빨래도 대신 해주니 며느리에게 고마운 마음이다. 다만 평생 살아오면서 살갑게 애정을 표현해본 적이 없이 어떻게 해야 할지를 모른다.

시어머니 난 몸이 여기저기 아프고 쑤시니 집안일에 신경 쓰고 싶지 않고 평생 해온 살림이 지겨워. 그리고 내가 살림에 손을 대면 며느리가 싫어할지도 모르는걸. 나이가 드니 냄새를 못 맡고 내가 음식을 하면 자꾸 짜다고 하니 음식 하는 것이 자신이 없어. 나는 종일 혼자 있어서 너무 심심해. 저녁에 아들, 며느리가 오면 그 애들이 하는 이야기를 듣고 싶고 나도 이야기에 끼고 싶은데 나를 싫어하는 눈치야. 나를 이야기에 안 끼워줘. 며느리가 애써 약 봉지를 정리해준 건 고맙지만 남이 손을 대면 약이 뒤섞여 아침 약, 저녁 약을 찾기 어려워. 며느리 눈에는 지저분해 보일지 몰라도 내 방식대로 해야 눈에 훨씬 더 쏙 들어오는 걸 어떡해. 목욕은 끔찍해. 옷 벗고 목욕하는 것이 힘들고 고단하거니와 몸에 물이 닿으면 선뜻하고 오싹오싹해. 며느리는 내게 물어보지도 않고 제멋대로 물을 틀어 내 몸에 끼얹는데, 너무 추워. 때수건은 왜 그렇게 세게 미는 거야. 피부가 벗겨져 나가는 것 같아. 그래서 전번에 싫다고 손을 휘젓다 며느리 손에 생채기를 내고 말았어. 마구 화를 내더라고. 그러려고 했던 것은 아닌데 미안했어. 난 목욕이 세상에서 제일 싫어. 다리가 아파 밖에 나갈 일이 없으니 식구들 보기 싫지 않게 세수나 하고 있으면 되지 웬 수선이래.

이렇게 서로 입장이 다르다 보니 노인을 모시는 문제로 부부 사이에 다툼이 생긴다. 과거에는 힘들어도 어떻게든 가족체계를 지키려고 온 가족이 노력했지만 이제는 그런 헌신적 노력을 기대하기 힘든 세상이라 부부싸움이라도 나는 날이면 노인은 아들 며느리 눈치를 보게 된다.

우리 부모도 변할 수 있다

같은 상황을 두고도 노인과 다른 가족이 보는 시각에는 큰 차이가 있는데, 이런 시각의 차이를 인정하고 이해하지 않으면 오해가 생긴다.

부모가 걷는 데 문제없어 외출을 하고 집 안 정리도 그럭저럭하면 자식은 부모를 과거와 똑같은 상태로 생각하고 모든 기능이 정상인 부모에게 할 법한 이런저런 기대를 한다. 몇 가지 외적 상황을 기준으로 나이 든 부모의 판단능력과 실행능력이 과거와 변함없다고 생각하는 것이다. 그러나 실제로는 부모의 인지기능이 저하되어 있을 수도 있고 인지기능에 이상이 없다 하더라도 나이 들어 주위 사물과 사람에 관심이 떨어졌거나 신체적인 능력에 문제가 생겨 자식이 기대하는 정도의 일을 해내지 못할 수 있다. 그러니 나이 든 부모에 대해서는 기대치를 대폭 낮춰야 한다.

통계를 보면 65세 이상 노인의 10~20%는 일상생활에 지장은 없으나 가벼운 인지장애를 보유한 경도인지장애이다. 약속해놓고 잊어버린다든지 계획했던 일을 제때 처리하지 못하는 정도라고 생각하면 되겠다. 이 상태에 머물기도 하지만 15% 정도는 치매로 진행된다. 우리가 두려워하는 치매발병률을 보면, 65~69세까지는 2%, 70~74세까지는 4%, 75~79세까지는 8%, 80~85세까지는 16%, 85세 이상에서는 약 35~40% 정도로 노화가 5년 진행될수록 두 배 정도로 발병률이 증가하는 양상을 보인다. 90세 이상의 나이에서도 치매 유병률이 계속 증가하는지는 확실하지 않으나, 연령이 높아질수록 이상행동, 문제행동을 할 가능성이 높아짐은 분명하다.

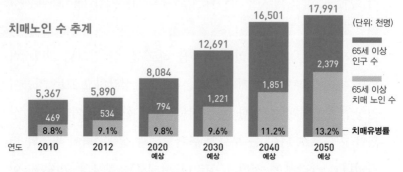

치매노인 수 추계

(단위: 천명)

65세 이상 인구 수

65세 이상 치매 노인 수

치매유병률

연도	65세 이상 인구 수	65세 이상 치매 노인 수	치매유병률
2010	5,367	469	8.8%
2012	5,890	534	9.1%
2020 예상	8,084	794	9.8%
2030 예상	12,691	1,221	9.6%
2040 예상	16,501	1,851	11.2%
2050 예상	17,991	2,379	13.2%

출처: 「2008년 치매노인유병률조사」 결과, 「2010년 인구 센서스」, 보건복지부 주요업무 참고자료(2012년)

일상생활은 습관적으로 하던 것이라 인지기능이 저하되어도 금세 표시가 나지 않는다. 그래서 자식들은 이야기를 하는 동안 눈에 띄는 이상을 발견하지 못하면 부모를 여전히 과거에 알던 상태의 부모로 생각하고 정상인에게 할 만한 이런 저런 기대를 한다. 부모가 과거에 해왔던 일들을 지금도 여전히 잘해낼 것이라는 데 의심을 하지 않기 때문에 어떤 행위나 판단이 기대치에 미치지 못하면 실망하고, 부모가 변했다거나 협조하지 않는다고 의심한다. 다 알면서도 모르는 척하며 도와주지 않거나 신경을 안 쓴다고 오해하는 것이다. 하지만 부모는 그런 기대에 부응할 상황이 아닐 수 있다. 그리고 잠깐의 대화로 부모의 변화를 예리하게 판별하는 것 자체가 쉽지 않다.

그러한 변화는 예고 없이, 소리 없이 진행된다. 부모가 나이 들면 신체나 인지기능에 이상이 생길 수 있다는 가능성을 항상 열어두자. 그래야 부모의 변화를 빨리 감지하게 된다.

가족은, 부모의 변화를 늦게 알아차린다

노인의 변화를 가장 늦게 인정하는 것은 가족이다.

노인이 오랜만에 집을 찾아온 친구를 보고 깜짝 놀라며 웬일이냐고 물었더니 친구가 더 놀라면서 이렇게 말한다.

"왜 이래? 지난주에 금숙이랑 놀러온다고 우리 같이 통화했잖아. 그런데 금숙이는 갑자기 손자를 보게 돼서 나 혼자 왔어. 우리 안 본 지 한참 되었잖아."

친구가 이렇게 말해도 노인은 약속을 잡은 일이 도통 생각나지 않는다. 올 줄 알았으면 아들에게 용돈을 타서 맛난 것을 사줬을 텐데. 겨우 집에 있는 반찬으로 먼 길 온 친구를 대접해 보내고서 그것이 내내 마음에 걸린다.

저녁에 아들에게 이야기를 한다. 아들은 웃으며 대수롭지 않게 넘긴다.

"어머니가 깜빡하셨나 봐요. 저도 잘 그래요."

가족은 늘 보는 사람들이라 변화에 둔감하다. 마치 매일 아침마다 보는 내 얼굴이 어제나 오늘이나 별 차이 없다고 느끼는 것과 같다. 또 자신의 경험에 견주어 있을 수 있는 일이라고 가볍게 생각하기도 하며, 과거 우리 부모가 얼마나 기억력이 좋고 명석했는가를 떠올리고 다른 사람이라면 몰라도 우리 부모는 절대 그럴 리 없다고 부인하기도 한다. 또 행여 가족 중에 그런 환자가 생겼다는 것을 남이 알까 봐, 수치라고 생각하여 애써 부인하기도 한다. 그래서 특히 인지기능의 저하는 다른 사람들보다 가족이 훨씬 늦게 발견하고 안정하는 경향이 있다.

공과금을 정확하게 내던 사람이 납부 기한을 넘긴다든지, 돈과 관련하여 계산을 잘 못하고 엉뚱한 소리를 하는 경우, 정확한 단어를 말하지 못하고 얼버무리며 넘어가는 횟수가 부쩍 잦아지고 약속 장소가 아닌 다른 데서 기다리는 경우, 지하철에서 어떻게 환승을 해야 할지 판단을 못하는 등 평소와 다른 상황이 자주 생긴다면 의심해보는 것이 좋다.

부모의 변화를 인정하지 않고 방치하면 건강 악화라는 나쁜 결과로 이어지거나 뒤늦게 수습하느라 애를 먹을 수 있으며 아무리 노력해도 돌이키기에 너무 늦을 수도 있다. 부모의 말과 행동, 상황에 대한 대처와 판단이 과거와 다르다고 느끼면 미루지 말고 바로 전문가의 진단을 받아 적절한 조치를 취해야 한다.

혹시 치매? 의심해야 할 증상들

- ☐ 약속했던 사실 자체를 기억하지 못한다.
- ☐ 조금 전에 했던 말이나 질문을 되풀이한다.
- ☐ 말을 할 때 적당한 단어를 찾지 못하며 상대편 말을 잘 이해하지 못하고 말수가 준다.
- ☐ 사람을 잘 알아보지 못한다.
- ☐ 계절이나 날짜 가는 것을 모른다.
- ☐ 날씨에 어울리지 않는 옷을 입거나 옷 입는 순서를 모른다.
- ☐ 약속 장소가 아닌 엉뚱한 곳에서 기다린다.
- ☐ 버스니 전철의 환승에 어려움이 있으며 길을 잃고 헤맨다.
- ☐ 청결하던 사람이 세수, 목욕 등 개인위생을 소홀히 하고 귀찮아한다.
- ☐ 활동적이던 사람이 외출을 싫어하고 집에만 있으려 한다.
- ☐ 의욕이 없고 기쁘고 슬픈 일에 무감동하다.
- ☐ 공과금을 정확하게 내던 사람이 납부기한을 넘긴다.
- ☐ 돈 계산을 틀리고 은행통장을 읽지 못한다.
- ☐ 밥솥, TV 리모컨 등 전자제품 사용에 어려움이 있다.
- ☐ 물건을 숨기고 찾지 못하며 다른 사람을 의심한다.

치매와 건망증의 **차이**

치매	**건망증**
• 약속이나 사건을 잊는다.	• 약속이나 사건을 잊는다.
• 언질을 주어도 기억하지 못한다.	• 언질을 주면 기억해낸다.
• 자신의 기억력에 문제가 있다는 것을 인정하지 않으며 심지어 정상이라고 생각하고 화를 내기도 한다.	• 자신의 기억력에 문제가 있다는 것을 인정하고 걱정하며 보완할 방법을 찾으려 노력한다.

노인의 삶의 방식을 인정하자

우리는 사람을 판단할 때 자신이 미리 정한 기준에 상대를 대입시키는 경향이 있다. 부모를 대할 때도 마찬가지로 '노인은 이럴 것이다' 아니면 '우리 부모는 이런 사람이다'라는 기준을 미리 설정하고 그 기준에 부모를 끼워 맞추려 한다. 그러면 분명히 기준에 미달하는 부분이 생긴다. 그리고 우리가 상대를 대할 때 흔히 하는 또 하나의 실수는 상대방에 대한 기준치를 높게 설정하는 것이다. 이 기대치는 친한 사람일수록, 가족일수록 점점 높아진다. 하지만 그렇게 높은 기준에 부응할 수 있는 사람이 몇 명이나 될까? 더욱이 신체와 인지기능이 저하된 나이 든 부모가 그렇게 높은 기대치를 맞추는 것이 가능한 일일까? 그것은 불완전에게 완전을 요구하는 것과 같다. 또한 부모를 다른 사람과 비교해서 우열을 가려서도 안 될 일이다.

노인 각자는 개성 있는 사람들이다. 인간은 각자가 선택한 방식으로 삶을 영위하며 다른 사람과 다른, 그 사람만의 고유한 경험을 하고 축적해왔기에 모든 개인은 타인과 비교 불가능한 독특성을 가지고 있다. 그러므로 우리는 그 사람만이 가지고 있는 삶의 방식과 특성, 개인의 개별성을 인정해야 한다. 우리가 타인을 있는 그대로 인정해야 하듯 노인들 역시 지금 그대로, 존재 그대로를 인정해줘야 한다. 즉 노인의 삶의 방식을 존중해야 한다.

노인을 모시는 사람들이 흔히 하는 실수는 잘못이라고 판단되는 부분이나 마음에 들지 않는 부분을 지적하고 고치려 하는 것이다. 하지만 노인을 고치는 것은 거의 불가능하다. 60, 70년 이상 삶을 살아온 사람이라면 누구 할 것 없이 삶의 과정에서 쌓인 방대한 경험으로 그 사람만의 독특한 인생관, 가치관, 세상과 사물을 보는 관점이 형성되고 특정한 행동양식이 고정될 수밖에 없다. 그리고 그것은 다른 사람이 말한다고 해서 쉽게 고칠 수 없는 것이다. 용광로에서 흘러나온 뜨거운 쇳물이 거푸집으로 흘러들어가 형태가 고정되는 것과 같다. 그 틀이 냄비처럼 단단하게 굳은 형태가 아니라 젤리처럼 말랑하고 부드럽다면 훨씬 융통성이 있겠지만 노인들에게 이런 융통성을 기대하기는 힘들다. 오랜 삶의 경험으로 자신만의 완고한 삶의 성을 쌓았으며 이 성은 대부분 난공불락이다.

인간은 공장에서 찍어내는 물건처럼 규격을 정해 일반화시킬 수 없다. 우리들이 살아가는 방식이 모두 다르듯 노인들도 각자 다 다르며, 노인들을 동일하게 어떤 기준에 맞춘다는 것도 불가능하다. 만약 어떤 노인이 보통 사람의 눈에 이상한 생활방식을 고집한다면 비난하기에 앞서 왜 그런 방식을 유지하는지 알아보는 게 우선이라고 할 수 있다. 예를 들어 노인과 젊은이는 주변을 정리하는 방식이 크게 다르다. 젊은이들은 깔끔한 것을 좋아하여 가능하면 자질구레한 물건들을 서랍 속에 넣어 보관하고 필요할 때 꺼내 쓰지만 노인들은 눈에 안 보이면 찾기 어려워 자주 쓰는 물건들을 서랍장이나 화장대 위에 늘어놓아 대단히 산만하며 어질러져 있다. 정리정돈을 잘하고 살았던 사람도 나이가 들면서 물건을 찾기 힘들어짐에 따라 늘어놓는 경우가 많다. 보통 나이가 들면 치우는 것에 관심이 떨어지며, 나이가 더 많이 들면 지저분한 상태에서 살아도 개의치 않는다. 그런 것보다는 찾는 물건이 바로 눈에 들어오는 자리에 있는 것을 가장 중요하게 생각한다.

어떤 사람이 일정한 생활 방식을 유지한다는 것은 그 사람에게 그 방식이 맞고 편안한 것이 분명하므로 가족의 마음에 들지 않아도 존중해줘야 마땅하다. 생명에 위협이 된다면 물론 정비를 해야 하지만 그렇지 않다면 참자. 자식의 눈에는 지저분해도 노인에게는 '혼돈 속의 질서'가 존재한다.

잔존기능을 살리자

노인 중에는 몸의 기능이 원활하지 않고 몸에 마비가 오거나 힘이 없어 팔, 다리를 제대로 못쓰는 사람들이 많다. 그런 부위는 혈액순환이 잘 안 되어 차갑고 아프다. 그러다 보니 더 안 쓰게 되어 관절이 굳는다. 한번 굳은 관절은 펴지기 힘들고 일상생활에 지장을 주며 잘 서지 못하게 되어 낙상 등 큰 사고로 이어진다.

몸 전체를 쓰면 좋지만 불가능하다면 남아 있는 기능이라도 오랫동안 유지시켜야 한다. 예를 들어 뇌졸중으로 왼쪽이 마비되었다면 오른쪽 팔, 다리는 쓸 수 있으니 그 기능을 살려서 오랫동안 쓸 수 있도록 해야 한다. 몸이 아프다고 안 일어나고, 안 걷고, 안 쓰면 결국 영원히 몸을 못 쓰게 될 확률이 높아지기 때문이다. 그렇기 때문에 노인이 수행하는 신체기능이 굼뜨고 어설프더라도 격려와 칭찬으로 용기를 잃지 않도록 하는 것이 중요하다. 신체활동 기능을 포기하면 무력감에 빠지고 이는 다시 인지기능의 저하로 이어짐을 유념해야 한다.

예를 들어 화장실을 모시고 가는 것이 귀찮고 힘들어 기저귀를 채우면 그나마 움직일 기회를 잃어 침대에만 누워서 지내게 됨으로써 몸의 관절이 굳어 결국 와상으로 진행되므로 기저귀는 최후의 선택으로 보류하는 것이 좋다. 만약 손의 기능이 저하되어 젓가락질을 못한다면 집게나 포크를 쥐여주어 계속 손가락을 이용하도록 격려해야 한다. 가능하면 오래 자신의 몸을 움직이고 수저나 젓가락 같은 도구를 이용할 수 있게 하는 것은 무척 중요하다.

인간은 스스로의 힘으로 자신의 문제를 해결하고 타인의 간섭을 받지 않으며 프라이버시가 보장되는 자주적인 삶을 살 때 스스로에 대해 자부심을 느끼고 자신감을 유지한다. 그에 반해 일상생활을 타인에게 의지하게 되면 무력감에 빠지고 삶에 적극성을 잃게 된다. 타인에게 삶을 의지하면 돌보는 상대에게 부담이 되기도 하지만 당사자는 삶의 목적을 상실하게 된다. 스스로의 의지에 따른 독립적 생활이 가능하려면 자신의 힘으로 일상생활을 운영할 수 있어야 한다. 신체의 일부 기능이 저하되어도 남아 있는 잔존(殘存)기능을 살리면 일상생활은 충분히 가능하다.

잔존기능을 유지하려면 가족의 도움이 필요하다. 할 수 있다고 격려하며 도와주자. 그리고 서두르지 말고 충분한 시간을 주고 칭찬하자. 칭찬은 동기 부여가 되므로 가족의 사랑을 받기 위해서라도 주어진 일을 열심히 하게 된다. 가벼운 집안일은 스스로 하도록 두고 도움을 주되 최소한도로 하여 가능하면 스스로 몸을 움직이도록 유도하는 것이 좋다. 예를 들어 콩나물 껍질을 벗겨달라고 부탁한 후 "어머니 덕분에 콩나물 다듬는 시간을 벌었네요. 안 그래도 할 일이 많아 어쩌나 걱정했는데, 감사해요." 하면 노인은 가족이 해주는 밥만 먹고 할 일 없이 시간을 보내는 무의미한 존재가 아니라 자신도 가족에게 도움이 된다는 생각에 뿌듯해하며 삶에 적극성을 잃지 않는다.

자녀와 함께 살아가는 노인의 바람직한 생활방식

- 잔존능력을 살려 혼자 힘으로 할 수 있는 것은 스스로 하도록 격려하고 부족한 부분만 지원한다.
- 생활계획표를 짜서 규칙적 생활을 유도한다.
- 아침에는 침구를 정리하여 활동할 시간임을 알려주고 낮 동안 적당한 활동을 하여 밤에 잠을 잘 자도록 한다.
- 가족이 청소, 요리, 집 정리 등을 할 때는 안전하고 힘에 부치지 않는 작은 일감을 주어 동참시킨다.
- 매일 세수하고 양치하며, 주 1~2회 규칙적으로 목욕하되 같은 방식으로 진행한다.
- 일정 시간 간격으로 용변을 보도록 한다.

때로는 생활지도도 필요하다

노인 중에는 생활지도가 필요한 사람이 있다. 치매 등으로 인지기능이 저하되었거나 중풍 발병으로 몸에 마비가 왔다면 평소 너무나 익숙하게 하던 동작들을 어떻게 하는지 잊었거나 하려고 애를 써도 신체기능이 따라주지 않아 못할 수 있다. 심한 경우는 세수나 양치질 같은 간단한 동작조차 못하기도 하고 자신의 생존과 관련된 기본적 욕구를 전달하는 의사표현 능력을 상실하기도 한다. 이런 경우는 어쩔 수 없이 다시 훈련을 통해 과거 자신이 해오던 기능을 회복하는 수밖에 없다. 어린아이가 스스로 일상생활을 하기까지 오랜 시간 훈련이 필요하듯 노인이 된 어른 역시 시간을 들여 다시 그런 훈련을 해야만 정상적인 일상생활로 복귀할 수 있다.

생활지도는 간단한 것부터 시작하는 것이 좋다. 밥을 흘리고 먹으면 거울을 보여주고 휴지를 주어 스스로 닦도록 하고, 세면을 할 때는 물을 틀어 세수하는 방법을 보여주고 따라하게 한다. 옷을 입을 때는 일방적으로 입혀주지 말고 "오른쪽 팔 끼우세요.", "바지 올려서 잠그세요." 식으로 말을 하여 스스로 익히도록 안내한다. 이때 중요한 것은 지도를 하는 가족의 인내심이다. 충분한 시간을 두고 기다려주며, 제대로 해내지 못해도 야단치지 않고 대신 칭찬을 하여 더 잘하고자 하는 마음이 들도록 유도해야 한다. 힘들고 지루하지만 훈련을 포기하지 않도록 격려도 충분히 해야 한다.

노년기에 들어서 빛을 발휘하는 것은 좋은 습관이다. 매일 꾸준하게 운동하면 오랫동안 걸을 수 있으며, 평소 일주일에 한 번 요일을 정해 거르지 않고 목욕을 하면 이를 당연한 것으로 받아들여 나중에 남이 씻겨주더라도 목욕을 거부하지 않는다. 몸이 아프고 귀찮다고 하여 잠만 자게 내버려두지 말고 매일 일정한 시간에 산책을 하고, 눈에 보이는 대로 간식을 먹도록 하는 대신 일정한 시간에 제대로 된 식사를 하도록 하는 종류의 생활지도도 중요하다.

규칙적인 활동을 통해 좋은 습관을 들여놓으면 인지기능이 떨어져도 평소의 훈련 덕에 오랜 기간 별문제 없이 과거와 같은 정상적 일상생활 패턴을 유지할 수 있다. 그런 방식으로 생활을 유지하면 노인은 청결하게 자신을 관리함으로써 건강하고 가족은 협조적인 노인 덕에 수발 부담이 준다.

딸 가족과 함께 사는 치매 할머니가 있다. 딸은 어머니에 대한 사랑이 좋아 식사는 물론 TV 보기 등 일상생활 전반을 항상 어머니와 함께 한다. 어머니는 걷는 데는 별 어려움이 없지만 인지기능이 저하되어 더 이상 악화되는 것을 방지하고자 월요일부터 금요일까지 주야간보호센터를 다닌다. 딸은 일주일에 한 번은 거르지 않고 꼭 목욕을 시켰는데 타인이 목욕을 대신 시키게 되었어도 할머니는 목욕을 당연한 것으로 알고 당신 손으로 옷을 벗어 씻기기 편하게 배려해준다. 평소 습관이 중요함을 보여주는 예이다.

노인이 되면 아기로 돌아간다는 말이 있다. 기저귀 갈아주고, 밥 먹이고, 목욕시켜주고 놀아주니 실제로 아기를 보살피는 것과 다름없다. 아기를 돌보는 젊은 엄마들이 단 하루라도 편안하게 쉴 수 있는 시간을 갈망하듯 노인을 돌보는 가족 역시 단 몇 시간의 휴식을 원할 정도로 강도 높은 스트레스를 받는다. 생활지도를 꾸준히 하면 스스로 할 수 있는 일이 많아 부모 돌보기가 덜 고통스럽다.

노인을 존중하며 일상생활을 돕는 법

- 혼자 힘으로 할 수 있는 것은 스스로 하도록 격려하고 부족한 부분을 지원한다.
- 잘 해내지 못하는 것은 동작을 보여주거나 설명을 해 따라할 수 있도록 한다.
- 노인의 삶의 방식을 인정하고 마음에 들지 않는다고 마음대로 바꾸지 않는다.
- 물건의 자리를 바꾸게 되면 여러 번 이야기해 확실하게 인식시킨다.
- 물건을 버릴 때는 항상 동의를 얻는다. 추억이 깃든 손때 묻은 물건은 노인에게 심리적 안정과 위안을 준다.
- 청소와 정리정돈을 할 때는 노인이 좋아하는 방식을 존중한다.
- 늘 쓰는 물건은 침상 가까이 두는 것이 유리하다.
- 충분한 시간을 주고 기다려주며 따뜻하게 격려한다.
- 참고로 시력이 좋지 않거나 치매를 보유한 노인은 꽃무늬 그릇, 식탁보를 피하고 무늬 없는 것을 선택한다. 무늬를 음식으로 착각할 수 있다.

인지기능이 떨어져도 어른이다

사람들은 나이 든 부모의 체력이 떨어지는 것은 당연하게 받아들이면서 인지능력이 떨어지는 것은 받아들이기를 힘들어한다.

그도 그럴 것이 인지능력은 우리가 일상생활을 수행하면서 매순간 상황을 판단하고 그에 맞는 결정을 하는 데 필수적인 요소이기 때문이다. 또 인지능력은 그 사람의 본질, 즉 그 사람이 누구이고 어떤 사람인지를 특징짓는 영혼과도 결부되어 있다. 그래서 우리는 인지능력의 저하를 신체능력의 저하 못지않게 두려워한다. 하지만 어떤 상황에서도 우리의 삶은 계속되어야 하기에 어쩔 수 없이 생활지도가 필요하다.

인지기능이 떨어진 노인을 대상으로 하는 생활지도는 힘들다. 아무리 말해도 효과가 없으면 소 귀에 경 읽는 것처럼 난감하고 막막하다. 인지기능이 저하된 노인은 지능만 낮아지는 것이 아니라 행동이 굼뜨고 말이 어눌하며 눈의 초점도 흐리다. 반응이 느리고 반복해서 말해도 학습효과가 낮아서 수발하는 사람은 짜증이 난다. 이런 상태라면 대부분 단기기억력에 장애가 와 금방 했던 것을 오래 기억하지 못하며 또 수행능력과 하고자 하는 의지 또한 저하되어 있는 경우가 흔하다. 그 답답함과 짜증을 풀고자 노인의 몸을 잡고 흔들거나 반말을 하며 무시하는 사람이 있는데 그런다고 문제가 풀리지는 않는다. 그러면 노인은 반발하여 말을 더 안 듣거나 아예 마음을 닫고 외면할 수 있어 교육적으로도 역효과를 낸다. 이런 노인 학대 행위는 나중에 죄의식과 후회로 이어져 수발 당사자는 양심의 가책을 받게 된다. 물론 이런 일이 일어나서도 안 된다. 노인이 그렇게 행동하는 것은 가족의 말을 일부러 안 듣는 게 아니라 질병으로 인한 것임을, 부모 본인의 의지와 무관하게 진행되는 것임을 언제나 잊지 말아야 한다.

　노인은 성인으로서 자신의 삶과 관련해 수많은 결정을 내리고 주체적으로 살아온 사람들이므로 어떤 경우에도 자존심을 살려 줘야 한다. 특히 반말이나 어린아이 대하듯 하는 행위는 금물이다. 아무리 지능이 저하되고 지적 능력에 문제가 생겨도 상대가 나를 무시한다는 것을 단박 느끼고 자존심에 상처를 입는다. 치매가 중증이 되어 판단능력이 사라지고 심지어 말을 못해도 그런 자의식과 감정은 끝까지 남아 있어 말투나 분위기를 보고 즉각 알아차린다. 그리고 언어장애가 와서 말을 못하는 사람들 중에는 표현을 못해서 그렇지 상대가 말하는 내용을 이해하는 경우도 있으니 부모 앞에서는 항상 말조심을 해야 한다. 말을 못한다고 이해도 못하는 것은 아니다.

　노인과 대화할 때는 눈을 맞추고 늘 존댓말을 한다. 시간이 좀 걸리더라도 노인이 이야기를 마칠 때까지 기다려주고 가볍게 고개를 끄덕이거나 "맞아요, 그렇지요." 등의 맞장구를 쳐 공감을 보여준다. 실수를 하거나 해야 할 일을 제대로 하지 못해도 절대 꾸짖어서는 안 되며, 다음번에는 더 잘하실 것이라고 격려하면 좋은 자극이 된다. 기저귀 갈 때는 수건을 덮어놓아 수치심이 생기지 않도록, 목욕시킬 때는 욕실 안에서 옷을 벗도록(방에서부터 옷을 벗겨서 이동하지 않도록) 하는 작은 배려도 노인의 자존심을 살린다.

노인과 대화하는 법

1. 노인의 눈을 마주보는 위치에 자리를 잡는다.
2. 쉬운 단어를 써서 천천히 짧은 문장으로 말한다.
3. 적당한 목소리 톤으로 안정적으로 이야기하며 늘 존댓말을 한다.
4. 몸을 노인 쪽으로 약간 기울여 경청한다.
5. 이야기를 듣는 동안 머리를 끄덕이거나 '맞아요', '그렇지요' 등으로 맞장구를 쳐 공감을 나타낸다.
6. 대답할 시간을 충분히 주고 재촉하지 않는다.
7. 틀려도 나무라지 않으며 칭찬을 많이 한다.
8. 대화가 끝난 뒤에 결정 사항은 요점을 정리해서 확인시켜준다.

노인 혼자 힘으로는 약 복용도 어렵다

대부분의 노인은 혈압이 높고, 고지혈증과 당뇨가 있고, 관절염도 흔해 상당히 많은 양의 약을 복용한다. 그런데 약은 성격에 따라 식전이나 식후로 나뉘어져 있고 또 어떤 것은 시간을 정확히 맞춰야 해서 노인 혼자서 약을 제대로 챙기기가 쉽지 않다.

다른 누구보다도 혼자 사는 치매 노인에게 약 복용은 대단히 힘든 과제이다. 약 먹는 것을 아예 잊어버리거나, 먹었다는 것을 잊어버려 또 먹거나 하는 경우가 비일비재하다. 약을 안 먹으면 상태가 나빠지고 약을 과다하게 먹으면 약에 취해 일어나지 못하거나 부작용이 나타난다. 노인은 평균 3가지 이상의 약을 매일 복용하고 있으며 그것도 모자라 약국에서 처방전 없이 쉽게 살 수 있는 진통제, 해열제 등을 거의 매일 먹다시피 하는 사람도 많다. 노인은 소화기관의 노화로 약물이 빨리 배출되지 못해 체내에 오래 머무르는데 그런 상태에서 자꾸 약을 더 먹는다면 약에 중독될 위험이 커진다. 그런데 자식이 부모에게 전화를 걸어 약을 먹었느냐고 물어보면 대부분의 노인은 먹지 않았음에도 먹었다고 대답한다. 아무리 인지기능이 떨어져도 자신의 약점을 은폐하고 자존심을 지키려는 마음이 있기 때문에 자신을 변호하며 방어적으로 반응한다. 그래서 특히 독거노인은 약 복용에 어려움이 크다.

가족이 함께 사는 경우에는 아무리 바빠도 약 복용을 돕고, 혼자 사는 노인이라면 먹기 쉽고 보기 쉽게 정리해드리자. 아직 날짜와 글자를 읽고 이해한다면 약 봉지에 굵은 펜으로 커다랗게 날짜와 복용 시간을 써놓으면 좋다. 예를 들어 '4월 6일 아침 식사 후'라고 써놓는 것이다. 약 봉지가 많으면 하루분씩 따로 분류하여 먹는 순서대로 스테이플러로 묶어 커다란 달력 위에 날짜순으로 붙여놓으면 좋다. 해당 날짜에 위에서부터 하나씩 떼어서 먹으면 약 먹는 노인도 편하고 가족은 약 복용 여부를 한눈에 알 수 있어 관리도 쉽다.

부모도 자식의 관심과 사랑이 필요하다

몸이 쇠약해지는 과정의 노인은 점점 자신감을 잃고 수동적이 되며 의존성이 높아져 가족의 관심과 사랑을 절실히 필요로 한다. 기억력이 자꾸 흐려지고, 작년보다 올해 몸에 힘이 더 없고, 걸을 때 자꾸만 다리가 꼬이고 힘이 빠져 주저앉게 되면 이렇게 살아서 뭐하나 하는 서글픈 생각에 우울증도 쉽게 걸린다.

'내리 사랑은 있지만 치사랑은 없다'는 말에 대부분 사람들이 공감한다. 자식 학원비로 쓰는 큰돈은 아깝지 않지만 늙은 부모에게 송금하는 적은 돈은 왠지 안 써도 되는 돈 같아 아깝다. 매달 많지 않은 돈을 송금하면서 왜 미리 노후 대비를 못했느냐고 원망도 한다. 하지만 이제는 부모가 자식의 사랑을 필요로 하는 때이다. 특히 지금 노인이 된 부모들은 전쟁과 가혹한 시대적 환경 속에서도 가족을 지키기 위해 부단히 노력한 세대이다. 그들 중 과연 몇 사람이나 자신의 노후를 스스로 책임져야 하는 시대가 도래할 것이라 예견했겠는가. 그저 가족이 상부상조하는 전통적 가치관만을 평생 보유하며 살아온 사람들이 대부분이다. 그러므로 이들이 자신의 노후 준비를 했든 하지 못했든 그 과실 여부를 논하기 전에 평생 큰 사랑으로 자식을 돌봐왔으니 나이 들어 자식들로부터 작은 관심과 보살핌 정도는 당연히 받을 자격이 있지 않겠는가.

부모와 한집에서 같이 사는 사람은 자주 시간을 내 따뜻한 대화를 나누고, 따로 사는 사람이라면 틈틈이 전화하고 찾아보며 불편한 점이 무엇인지 살펴보자. 어쩌면 부모는 자식에게 누가 될까 봐 불편해도 참고 있을 수 있다. 애로사항을 점검하고 등을 토닥이거나 안아드리면 좋다. 그런 작은 사랑의 표현으로 부모는 자신이 가족으로부터 사랑받고 있다는 확신을 얻어 안심하고 자신감 있게 남은 생을 살아갈 용기를 얻는다.

사랑한다는 말과 안아주기 등은 한국인들이 흔하게 하는 행위가 아니어서 쑥스러울 수 있다. 하지만 해보지 않은 것이라 그렇지 막상 해보면 별것 아니다. 모든 인간관계가 그렇듯 가족관계 역시 적극적으로 말하고 표현하는 것이 서로 오해를 줄이고 사랑을 더하는 길이다.

쇠약한 노인이 혼자 살아갈 방법은 없다

어느 날 상담전화를 받았다. 독거 할머니가 도움을 필요로 한다는 것이다. 폐 기능 저하로 호흡에 심각한 문제가 있어서 산소호흡기를 착용하고, 정상인이 날숨을 통해 내보내는 이산화탄소는 특수한 장비를 이용해 강제로 배출시키고 있었다. 먹지 못해 몸은 거의 미라처럼 말랐고 제때 화장실을 가지 못해 침구와 방석은 소변에 절어 있었다. 목욕은 언제 했는지 모른다 했다. 할머니의 남편은 간 경변에 걸려 아내의 보살핌을 받다 몇 년 전 세상을 떠났고 아들을 둘 키워 모두 결혼시켰으나 막상 할머니가 도움을 필요로 할 때 곁에서 도와줄 사람이 없었다.

　노인들의 집을 방문하다 보면 도저히 혼자 생활을 꾸려나갈수 없는 사람들이 어느 누구의 도움도 받지 못한 채 혼자 방치되어 있는 경우를 보게 된다. 그렇다고 이들이 평생 혼자 살아온것은 아니다. 자식들을 반듯하게 키워 독립시킨 사람들이 대부분이지만 막상 본인이 필요할 때 가족의 도움을 받지 못하고 있다. 지리적으로 멀어서, 맞벌이를 해서, 경제적 어려움 때문에…… 각각의 사정과 이유는 물론 있겠지만 노인과 같이 살기 위해서는 가족 중 누군가의 희생이 필요하며 그럼으로써 지게 되는 가족의 수발 부담이 과중하다는 것이 가장 솔직한 이유일 것이다. 모든 가족이 부모를 모시고 살아야 한다는 논리는 물론 성립되지않지만 혼자 사는 노인이 지내기에 불편하지 않은 정도의 환경은 조성해주어야 마땅하다고 본다.

　자식들이 흔히 하는 오해는 우리 부모는 어떻게든 살아갈 거라는 것이다. 이는 잘못된 믿음이다. 자식들은 자신이 부양하고있는 자녀에 대한 관심과 보호는 당연하게 여기면서도 타인의 돌봄을 필요로 하는 부모는 외면한다. 부모는 어른이므로 자신의일은 어떻게든 해낼 것이라고 굳게 믿으며 부모를 우리와 동등한능력을 가진 성인으로 보는 것이다. 그리고 이제까지 혼자 잘 살아왔으니 몸이 아프다고 특별히 못 살 이유는 없다고 생각한다. 그러나 위의 경우처럼 심각한 질병을 가지고 있거나 몸이 쇠약하여 일어나 움직일 기력이 없으면 스스로 밥을 챙겨 먹거나 목욕 등 개인위생을 돌보는 일은 거의 불가능하다고 봐야 한다. 그런 상황에 처한 노인은 질병의 고통, 죽음이 다가온다는 두려움, 세상과 가족으로부터 단절되었다는 느낌, 배고픔과 목마름, 자신의 몸을 스스로 통제하지 못하는 데서 오는 절망감, 혼자 죽음을 맞은 후 며칠 아니면 몇 주 방치될지도 모른다는 공포에 시달린다. 가족은 이러한 부모의 심정을 헤아려 부모가 가능하면 덜 고통스럽도록, 덜 두려워하도록 최소한의 의식주를 해결하고 보호를 받을 수 있는 조치를 마련하는 관심과 배려가 필요하다.

가족 사랑의 위대한 힘

사랑의 힘은 위대하다. 특히 가족의 사랑은 그 어느 사랑보다 치유 능력이 뛰어나다. 인간은 가족 안에서 안정을 얻으며 행복을 느끼기 때문이다. 아무리 먹을 것, 입을 것이 풍족해도 가족과 사이가 안 좋으면 만족하기 힘들다. 물질적 풍요가 정신적 공허를 메우기 어렵다.

어느 여름날, 할아버지 한 분이 필자가 운영하는 재가노인복지센터 사무실 문을 열고 들어오셨다. 말씀인즉슨, 요양원에 입소해 있는 아내를 집으로 데려오고 싶다는 것이었다. 그런데 할머니는 최중증 와상환자이며, 욕창도 두 군데 있었다. 파킨슨병으로 관절이 뒤틀린 채 굳었고 의사표현도 불가능했다. 왜 집으로 모시려 하느냐고 물으니 평생 당신만 바라보고 산 아내에게 밥이라도 제대로 먹이고 싶다고 하셨다.

집에 전동침대와 욕창방지용 에어매트리스 같은 준비를 마친 후 담당 요양보호사를 배정하고 할머니를 집으로 모셨는데 걱정을 떨칠 수 없었다. 우리가 제대로 서비스를 할 수 있을까, 건강상태가 악화되면 어쩌지 하는 걱정이 줄을 이었다.

며칠 후 그 가정을 찾았다. 할머니는 햇살이 비치는 창가에서 무릎에 가벼운 담요를 얹고 휠체어에 앉아 계셨다. 마침 점심식사가 거의 끝날 무렵이었는데 할아버지는 할머니의 등을 연신 쓰다듬으며 "많이 드셨어요? 많이 드셔야 해요." 하며 토닥이고 계셨다. 참으로 아름다운 노부부의 모습이었다. 그사이 복사뼈의 욕창이 깨끗이 나아 있었다. 단 5일 만에.

집으로 돌아가신 지 반년 후, 꼬리뼈에 나 있던 깊은 욕창에도 살이 메워졌다. 아예 입을 다물고 의사표현을 못하던 분이 가끔은 외마디 소리도 한다. 그 댁에는 환자를 모시고 있는 보통 가정의 우울함이나 어두움이 없다. 분위기는 편안하고 안정적이며 공기는 따스하다. 그곳에 갈 때마다 가족 사랑의 힘을 절감한다.

요양원에 입소해 있는 노인들이 공통적으로 갖는 소망은 가족이 있는 나의 집으로 돌아가는 것이다. 어디 요양원에 입소한 사람들뿐인가. 가족의 품 안에서 노후를 보내고 생을 마감하는 것은 거의 모든 사람들의 소망이다. 노인을 모시는 것은 쉽지 않지만 존중을 통해 협조를 이끌어내는 지혜로운 방식으로 살아간다면 부모는 행복하게 여생을 보낼 것이고 자식은 부모가 이 세상을 떠난 후 후회스럽지 않을 것이다.

노인을 수발하는 가족 구성원에게는
지지가 필요하다

질병을 가진 노인을 수발하는 일은 어렵고 힘들며 고통스럽기까지 하다. 걷지 못해 기저귀를 꼭 해야 하는 상태인데도 정신이 멀쩡한 한 그럴 수 없다고 한사코 기저귀를 거부하는 사람이 있다. 소변이 시원하게 안 나오고 소변을 보아도 잔뇨감이 있어 금세 다시 용변을 보고 싶어 하는데 스스로 몸을 가누지 못하는 사람을 이삼십 분마다 화장실에 모시고 가 변기에 앉히다 보면 수발자의 허리, 어깨, 팔은 병이 난다.

　뇌출혈로 남편이 몸을 전혀 못쓰게 되니 관절이 굳지 않게 하기 위해 매일 운동을 시키던 아내가 있다. 욕창이 나지 않도록 두 시간마다 체위를 바꿔주고 뻣뻣하게 굳어가는 관절을 운동시키다 보니 아내의 두 손은 관절이 모두 뒤틀리고 튀어나와 아파서 잠을 못 이룬다. 치매에 걸린 어머니가 낮에는 꾸벅꾸벅 졸고 밤에는 방마다 돌아다니며 식구들을 깨우고 물건을 뒤지는 집의 보호자는 만성적 수면부족으로 바싹 말라버렸다.

아픈 노인을 돌보는 가족 구성원은 힘들다. 온종일 부모 수발에 매이다 보니 친구를 만날 기회도 없고 쌓인 스트레스를 풀 길이 없어 우울증 환자도 많다. 그러므로 노인을 모시는 가족 구성원에 대한 응원과 지원이 필요하다.

아픈 남편을 돌보는 어느 집 이야기를 해볼까 한다. 나는 그녀를 요양보호사교육원에서 만났다. 내 강의를 듣던 수강생 중 그녀가 눈에 띈 것은 화사한 외모 때문이었다. 분홍색 레이스 블라우스, 분홍색 핸드백, 분홍색 립스틱. 어느 날 그녀는 온통 분홍색으로 치장을 하고 왔다. 선명한 분홍색은 50대 후반의 여자들이 여간해서 선택하지 않는 색깔이다. 이야기를 들어보니 아버지 수발에 힘들어하는 어머니를 위해 딸들이 선물한 것이었다.

나중에 집을 방문해보니 환자는 와상 상태여서 매시간 체위를 변경해줘야 하고, 식사를 떠먹여줘야 하며 기저귀를 갈아줘야 하는 중증 치매환자로, 가족을 알아보지 못했다. 의사소통도 불가능했다. 한마디로 생명을 아내의 손에 전적으로 의존하고 있었다. 열심히 돌봤음에도 욕창이 생겨 방문간호사가 오고 있었다. 중환자가 집에 있으니 외출은 꿈도 꾸지 못하고 종일 환자와 씨름하며 살고 있었다. 그녀는 말했다.

"난 원래 밝고 명랑한 사람이었어요. 동네에서도 잘 웃는 사람으로 소문났었어요. 그런데 환자가 집에 있으니 너무 스트레스를 받네요. 자식들이 아무리 예쁜 옷을 사주고 맛있는 음식을 사 와도 하나도 위로가 안 돼요. 우울증 약을 먹은 지 여러 해 되었고,

환자를 이리 옮기고 저리 옮기다 보니 팔이 아파 저리고 관절염이 생겨 몸이 성한 데가 없어요."

그녀는 50대 중반을 조금 넘긴 나이임에도 이미 어깨와 허리가 많이 굽었으며 통증으로 허리 펴기를 어려워했다. 그런데도 자식들의 바람을 받아들여 남편을 요양원에 보내지 못하고 무리하게 자신의 몸을 혹사해가며 하루하루를 살아가고 있었다.

가족을 잘 돌보려는 마음은 고귀하고 아름다우나 돌보는 사람도 쉴 틈을 가져야 하고 도움을 필요로 한다. 몸에 탈이 없어야 가족 수발도 잘할 수 있으니 다른 가족은 수발을 담당하는 사람의 어려움을 이해하고 적극 도와야 한다. 지친 나머지 우울증에 걸리지 않도록 교대해주고, 외출을 하여 친구를 만나고, 영화를 보거나 맛있는 음식을 먹으며 스트레스를 풀 기회를 주어야 한다.

부모 수발을 담당하는 사람은 자신을 희생하여 부모를 돌본다는 생각보다는 이제는 내가 부모의 은공을 갚을 때이며 부모에게서 받은 사랑을 되돌려드릴 때라고 생각하면 도움이 된다. 부모를 수발해야 하는 내가 희생자이며 피해자라고 생각하면 그때부터 이기기 힘든 스트레스에 시달리므로 이왕이면 좋은 마음으로, 적극적으로 보살펴드리는 것이 심리적 부담을 더는 길이다.

가족 구성원이 모두 행복을 느껴야 진정 행복한 가정이다. 어느 누구의 일방적인 희생을 바탕으로 나머지 가족이 행복하다면 그것은 진정한 행복이라고 보기 힘들다. 노인 수발자들과 이야기를 나눠보면 수발 자체도 물론 힘들지만 다른 가족들의 몰이해와 무신경에 상처받은 사람들이 더 많다. 수발 부담에서 제외된 가족은 그런 부담이 자신에게 주어지지 않음에 안도하며 수발을 드는 사람의 잘잘못을 따지는 무례를 범할 것이 아니라, 수발의 어려움을 헤아려 가능하면 고생하는 가족의 신체와 정신의 건강을 지킬 수 있는 환경을 조성하는 데 모두 합심해야 할 것이다.

가족 간에도 감사의 표현이 필요하다

노인들을 만나보면 가족이 잘 오지 않거나 가족과 연락이 단절된 사람들이 있다. 이유는 다양하지만 가족 관계가 나빠서 그렇게 된 경우가 적지 않다.

지금의 자녀세대는 부모세대와 여러 면에서 많이 다른데, 우선 교육 면에서 엄청난 차이가 있다. 높은 수준의 교육을 받음에 따라 사회활동이 왕성할 뿐 아니라 자기표현 능력과 권리의식이 높다. 자의식과 독립성도 커서 누구의 지시를 따르기보다 스스로 일을 결정하려는 의지도 강하다. 사회가 풍요롭다 보니 내 몸에 무리가 가는 험한 일을 하지 않으려는 경향도 있다. 상황이 이렇다 보니 부모 수발을 피하는 사람들이 많아졌다.

앞에서도 이야기하였듯 나이 든 부모 수발은 여러 가지로 힘든 점이 많다. 서로 보살피고 이익을 주고받는 상호 호혜적인 관계에서 일방적으로 도움을 주는 관계로 점차 변화함에 따라 자녀의 입장에서는 그만큼 부담과 스트레스가 늘어난다. 부모에게 들이는 시간과 돈은 늘어나도 완치되거나 치료될 가능성은 낮으니 괜한 일을 하고 있는 것은 아닌지 허무하고, 언제 그 상황이 끝날지 기약이 없으므로 막막하고 절망적이며, 자유 시간이 없음에 구속감을 느끼게 된다. 대인관계와 취미활동 등 삶의 만족과 연관이 깊은 활동 역시 제한을 받게 되어 왜 하필 이 일이 내게 주어졌나 하는 불만도 생길 수 있다.

이럴 때 부모가 그런 노고를 인정하고 칭찬하면 자식은 그나마 위로가 되겠지만 당연하게 생각하거나 감사할 줄 모른다면 불만이 쌓이게 된다. 만약 부모와 사이가 나쁜데 억지로, 할 수 없이 해야 한다면 스트레스 강도는 훨씬 강해 분노로 이어질 수도 있다.

부모를 수발하면서 자신이 희생자이고 피해자라고 생각하면 스트레스가 걷잡을 수 없이 커지므로 이왕이면 좋은 마음으로 하는 것이 서로를 위해 좋다. 우선 부모가 보이는 이상 행동이나 문제 행동은 질병에 의한 증상임을 이해하고, 문제 상황에 직면해서는 전문가의 도움을 구하고, 자신의 애로점을 적극 밝혀 가족들의 도움을 이끌어내야 한다. 분노나 원한 등 나쁜 감정이 생긴다면 나 역시 인간이기 때문에 어쩔 수 없이 갖게 되는 정상적인 감정으로 이해하되 운동이나 취미활동 등 자신을 위한 시간을 가지면서 스트레스를 해소하는 건강한 방식으로 풀어내는 것이 바람직하다. 부정적인 생각은 당사자의 정신건강에 치명적인 해를 끼치므로 벗어나기 위해 노력해야 한다.

오랫동안 가족을 돌보는 수발 당사자들은 보통 두 가지의 유형으로 나뉜다. 본인이 말하기 전에는 집안에 환자가 있다는 것을 알아차리지 못할 정도로 밝고 명랑한 사람들, 그리고 누가 봐도 단박 알아볼 수 있을 정도로 피곤하고 지친 표정의 사람들. 전자의 사람들은 대부분 '누군들 아프고 싶어서 아프겠냐. 나보다 누워 있는 사람이 더 괴로울 것이니 이해하자. 그리고 이왕 하는 일이니 상황을 받아들이고 원망하지 말자.'고 생각한다. 그래서 힘든 상황을 비교적 잘 견딘다. 반면 아픈 가족을 원망하는 사람들은 상당수가 나중에 우울증으로 발전한다. 우리의 몸과 마음은 유기적인 관계로 어느 한쪽에 문제가 생기면 다른 한쪽도 나빠지게 된다. 그러므로 이왕 하는 일이라면 원망하기보다 자신의 몸과 마음을 건강하게 유지하기 위해서라도 긍정적인 방향으로 생각할 필요가 있다.

노인 역시 노력해야 한다. 가능하면 가족에게 의존하지 않고 자립적으로 살아가고, 어쩔 수 없이 가족의 수발을 받는 상황이라면 가족이 피곤하지 않도록 배려하고 노고에 대해 감사하는 마음을 갖고 이를 자주 표현해야 할 것이다. 가족은 노인에게 가장 든든한 울타리이므로 가족의 소중함을 인식하고 좋은 관계를 유지하기 위해 항상 노력해야 한다.

겉으로 보이는 것보다는 안전이 중요하다

나이 든 부모가 자꾸 넘어져 걱정하는 사람들이 있다. 문턱에 걸려 넘어지고, 밤에 화장실에 가다 넘어지기도 하며, 욕실에서 미끄러지기도 한다. 화장실 출입을 하다 그러는 경우는 이동변기를 쓰라고 하고, 다리에 힘이 없어 넘어지는 경우는 지팡이나 여러 가지 형태의 보행보조기를 쓰라고 권하는데 대부분 반응이 싸늘하다. 자식은 열심히 권하지만 부모들이 거절하는 것이다. 이유는 단 한 가지, 늙은이처럼 보이고 싶지 않다는 것이다. 그래서 절충안으로 밤에만 이동변기를 쓰고, 집 안에서만이라도 지팡이를 쓰라고 해도 역시 싫어한다. 아직 그럴 나이가 아니라고 하며. 70, 80대로 누가 보아도 노인이 분명한 사람들 중에 이런 반응을 보이는 경우가 적지 않다.

어떤 사람은 화장실까지 성인 발걸음으로 다섯 걸음만 가면 되는 거리를 다른 사람의 부축을 받아서 10분 이상을 들여서 가고 또 그만큼의 시간을 들여서 돌아오는 생활을 하고 있다. 다리가 바싹 말라서 근육이 없고 하루 종일 누워 있으므로 화장실 한번 데리고 가기란 보통 어려운 일이 아니다. 스스로 서지를 못하니 자연히 몸을 수발자에게 기대게 된다. 수발자는 자신에게 실린 노인의 체중을 어깨와 옆구리로 지탱하며 노인이 넘어지지 않도록 붙잡아야 하니 지속적으로 엄청난 힘을 받아 피로가 누적되고 나중에는 팔과 어깨에 병이 생긴다. 그래서 이동변기를 쓰

라고 권하는 것인데도 여러 이유를
들면서 거절하는 것이다.

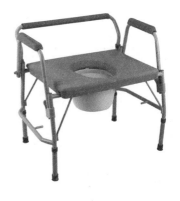

　이런 반응을 보이는 것은 다른
사람 눈에 자신이 어떻게 비칠까
하는 염려와 외관상으로 보이는 미
적인 요소가 큰 작용을 해서 그렇
다. 그 외에, 그런 보조용구를 사용
하는 것은 더 이상 자신이 자력으로 생활하는 것이 힘들다는 것
을 나타내는 것으로서 자신의 무능력을 인정하는 것으로 인식해
서 그러기도 한다.

　그러나 그런 보조용구는 안전과 편리 증진을 위해 나온 것들
이다. 나이를 불문하고 신체기능에 문제가 있다면 적당한 용구
를 활용하여 부족한 부분을 보충하여 사고를 예방하는 것이 현
명하다. 다리 힘이 없어 지팡이를 짚는 것은 등산을 하는 사람들
이 산행의 안전을 위해 스틱을 이용하는 것, 혹은 다리 골절로 석
고붕대를 한 사람이 목발을 짚는 것이나 마찬가지인 것이다. 남의
눈에 어떻게 비칠지 모른다는 두려움 때문에, 혹은 더 나이 들어
보일 수 있다는 이유로 안전용품의 사용을 거부하면 돌이킬 수
없는 큰 화(禍)를 불러일으킬 수 있으니 부족한 신체기능은 적절
한 용구의 도움을 받아 사고를 예방하는 것이 지혜롭게 사는 길
이다.

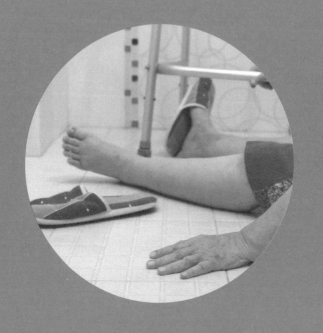

노인에게는 익숙한 환경이 제일 좋다

젊을 때는 어느 곳으로 이사를 가든 금세 적응한다. 어떤 사람들은 새로운 환경을 경험하고자 일부러 이사를 자주 하기도 한다. 하지만 노인은 젊은이들과 달리 새로운 환경에 놓이면 적응하는 데 어려움이 크고 긴 시간을 필요로 한다. 우선 방향에 대한 지남력이 저하되어 지형지물을 익히는 데 시간이 걸리고 새로운 친구를 사귀는 것도 쉽지 않다. 그래서 자칫 외롭게 지낼 수 있으므로 노인들은 이사를 반기지 않는다.

치매노인이라면 더욱 위험하다. 익숙하지 않은 환경이라 집을 못 찾을 수 있고, 지금 사는 집이 내 집이 아니라고 생각해 기억 속의 집을 찾아 밖을 헤맬 수도 있기 때문이다. 노인들 중에는 자식들 집을 전전하며 살아가는 사람들이 있다. 한 집에서 계속 모시는 것을 부담스러워하니 이 집에서 저 집으로 옮겨 다니며 몇 달씩 살고 있는 것이다. 그런데 집마다 구조가 다르고 실내장식이 다르니 노인의 입장에서는 늘 낯선 새집으로 이사 다니는 기분이 들 것이다. 옮겨 간 집의 환경에 적응해야 하는 부담이 있는 것은 물론이고 미처 위험요소를 파악하지 못하면 사고가 날 확률도 그만큼 높아진다. 그러니 노인은 자연히 긴장을 하고 불안해한다.

노년기에는 가능하면 자신이 이제까지 생활하던 곳에서 사는 것이 좋다. 대문을 열고 나가면 늘 다니는 시장이 있고, 옆집에 친구가 살고, 오랫동안 나를 돌봐주던 의사가 있으며, 전화를 하면 가족이 단시간에 달려올 수 있는 곳, 자식을 키우고 직장을 다니던 곳, 희로애락의 삶을 살면서 정이 든 곳, 오랜 시간 살면서 동네 곳곳을 속속들이 알고 있는 '내 동네, 내 집'이 노인에게는 이상적인 삶의 장소이다. 그런 익숙한 환경에서 살되 저하된 신체기능을 고려하여 집 안과 밖을 점검하여 걸려서 넘어지거나 다치지 않도록 장애물을 제거하고 신체기능을 보충할 수 있는 설비나 장치를 설치하면 좋을 것이다.(아래 사진 참조) 만약 자식과 부모가 합가를 생각한다면 이와 같은 부모의 약점을 고려하여 부모가 살던 곳으로 자식이 이사를 하는 것이 바람직하다.

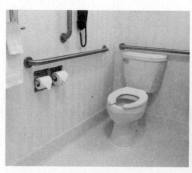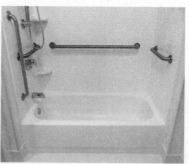

집이란 영원한 고향이다. 자신이 살던 곳에서 노인은 편안함을 느끼고 불안해하지 않는다. 친구들과 가족의 가시권 안에 들어 있어 유사시 돌봐줄 사람들이 있음에 안심한다. 또한 집 주위의 위험요소들을 미리 알고 있기에 사고의 위험도 낮다. 가능하면 오래 이렇게 익숙한 환경에서 독립적이고 자주적으로 살 수 있도록 가족과 사회의 지원이 필요하다.

누구에게나 정상적인 삶이 중요하다

나이가 들면 얼굴에 검버섯이 생기고, 몸에서 비듬이 떨어지며, 좋지 않은 몸 냄새가 난다. 음식을 흘리며 먹기도 하고, 용변을 본 후 물 내리기를 잊어 뒷사람을 당황시키기도 한다. 거기에 잔소리까지 더해지면 가족 내에서 노인은 기피 대상이 되어 차츰 뒷전으로 밀리는 신세가 된다.

가족과 같이 살면서도 어울리지 못하는 노인들이 있다. 냉장고 안에 따로 노인만의 식판을 두는 데는 다른 반찬은 손대지 말라는 경고가 숨어 있다. 노인 방에 TV를 따로 설치하고 거실로 나오는 것을 한사코 말린다면 방에서 혼자 TV를 보면 좋겠다는 강력한 메시지를 보내는 것이다. 식사 시간에 방으로 따로 음식을 가져다주는 것은 가족들 먹는 데 끼지 말라는 신호이다.

노인을 슬프고 외롭게 하는 이런 차별은 삶의 의욕을 잃게 하여 우울증에 걸리게 하는 정서적 학대이다. 정서적 학대는 몸에 해를 가하지 않아 겉으로 표시가 나지 않으나 대신 마음에 깊은 상처를 줘 부정적 영향이 신체적 학대 못지않다. 그런 학대가 지속되면 노인은 자신이 살아 있을 가치가 없다고 판단해 스스로를 돌보지 않거나 심하면 자살을 하기도 한다.

인간은 연령을 불문하고 누구나 정상적인 환경을 필요로 한다. 어린이, 청년, 어른이 가족 안에 섞여 살아가듯 노인도 그렇게 섞여 살아야 한다. 집 안에서 외로운 섬처럼 고립된 그런 삶이 아니라 가족과 함께 어울려 배제되지 않은 일상생활을 하도록 모든 면에서 배려해야 한다. 부모의 귀가 잘 안 들려 엉뚱한 소리를 해도, 음식을 흘리고 먹어도, 같이 거실에서 TV를 보고 같은 식탁에서 밥을 먹는 정상적인 생활형태가 노인을 기죽이지 않는다. 노인의 언행이 혹시 마음에 들지 않아도 노인의 특성상 노인은 특별한 배려가 필요한 사람이라는 점을 인식하고 노인을 존중하고 배려하는 따뜻한 마음이 필요하다.

사회활동도 중요하다. 친구들이 있다면 자주 만나도록 하고 만약 몸이 불편하여 외출이 힘들면 집으로 초대를 해 노인이 친구들과 유대관계를 지속하도록 격려해야 한다. 건강한 인간관계는 그 사람을 정신적으로, 신체적으로 건강하게 하므로 사회활동을 적극 장려해야 한다.

노인의 정상적인 삶과 인간관계에 있어 핵심적인 역할을 하는 사람들은 가족이다. 노인은 가족의 말과 행동에 절대적인 영향을 받는 만큼 가족은 부모와 좋은 관계를 유지하면서 노인이 불안이나 절망감을 느끼지 않고 자신감 있게 살아가도록 배려해야 한다. 가족과 좋은 관계를 유지하면서 가족의 지지를 받는 노인은 그렇지 않은 사람들에 비해 신체기능과 인지기능이 오랫동안 좋은 수준을 유지해 가족 부담을 덜어주는 결과로 이어진다.

노인도 가족의 일상을 함께하고 싶다

노인이 되면 슬픈 일이 많다. 젊었을 적에는 무슨 옷을 입어도 예쁘다는 말을 들었으나 이제는 어떤 옷을 입어도 부자연스럽고 마음에 들지 않는다. 계단을 두 개씩 뛰어오르던 사람이 한 걸음 내딛는 것을 힘들어하며, 분명 샤워를 하고 몸단장을 했건만 왠지 부스스하고 깔끔한 인상을 주기 어렵다. 그렇다 보니 가족 행사에서 제외되는 경우가 많다. '4박5일 여름휴가라 길어서 같이 가면 힘드실 거야, 갔다 오면 젊은 우리도 파김치가 되잖아.' '집안 정리를 해야 하는데 우리들 청소하는 데 괜히 끼었다가는 다치기 십상이지. 방에 가만히 계시는 게 도와주는 거야.' 등, 우리는 우리들 일상의 활동영역에 노인을 끼워주지 않으며 여러 가지 이유를 준비한다.

인간은 누구나 자신이 이 세상에 존재할 이유를 끊임없이 찾는다. 자신이 다른 사람에게 도움이 되는 유용한 사람임을 지속적으로 증명하고자 하며 이를 통해 자의식을 형성하고 존재가치를 추구한다. 그런데 가장 사랑하는 가족이 일상생활에서 노인의 참여를 배제한다면, 그것이 선의에 의한 것이든 그렇지 않든, 노인은 실망감을 느낄 수밖에 없다. 자신이 더 이상 도움을 주지 못하는 그저 늙고 노쇠해진 무용한 존재로서 가족에게 짐이 될 뿐이라고 생각하고 무력감에 빠진다. 그러므로 배제하지 말고 노인의 실행능력에 맞는 안전한 작은 일감을 부여하는 것이 바람직하다. 밥상을 차릴 때는 수저를 놓고 반찬을 더는 일을 도와달라고 하고, 집 안 청소를 할 때는 마른 걸레에 물을 적셔 갖다달라고 하거나 세탁물을 정리할 때 양말들 짝을 맞춰달라고 부탁하자. 사소한 일이지만 이런 것들로써 노인은 자신도 가족생활에 기여하고 있음을 실감하고 씩씩하게 살아갈 용기를 얻는다.

　인간은 누구나 정상적인 인간관계와 정상적인 활동들을 필요로 한다. 비록 노인이 되어 신체능력의 저하로 할 수 있는 일의 가짓수는 줄어들었을지 몰라도 노인이 가족들 틈에서 할 수 있는 일은 여전히 많다. 노인이 가족의 일원으로서 가족행사에 참여하고 싶은 욕구를 존중하여 함께 움직일 수 있는 기회를 드리자. 일상의 작은 즐거움과 자긍심이 인지기능 저하를 예방하며 함께 하는 사소한 것들이 노인을 행복하고 건강하게 한다.

나이 든 아버지들은
조금 특별한 관심이 필요하다

우리나라는 남녀의 역할 분담이 확실해서 남자들 중에는 평생 부엌 근처에 안 가본 사람이 있고, 요리는 더욱 모른다. 그러다 보니 나이 들어 아내가 아프거나 사별을 한 경우는 당장 먹고 사는 것이 큰일인 사람들이 꽤 있다. 그래서 남성 노인 중에는 돈이 있는데도 영양실조에 걸리는 사람도 생긴다.

사회복지 실습을 하러 온 실습생에게 들은 이야기가 있다. 그녀는 노인돌보미로 일했는데, 맡은 일은 자신에게 배정된 노인이 잘 계시는지 안부를 확인하고 소속되어 있는 노인복지관에서 후원물품이 나오면 각 집으로 배달을 나가는 것이었단다.

빵이나 여러 종류의 물품이 나오는데, 계란도 가끔 나온다고 한다. 노인들 중에는 주거환경이 열악한 곳에 사는 사람이 많다. 방이 좁다 보니 계란을 판째로 출입구 근처에 두고 먹는 집이 많은데, 배달하고 일주일 뒤 가보면 할아버지와 할머니 집 풍경이 너무 다르다고 한다. 할머니 집 계란은 껍질이 반으로 쪼개져 있다. 계란찜, 계란말이, 계란국 등으로 요리를 한 흔적이다. 반면 할아버지 집 계란은 껍질에 구멍이 뽕뽕 뚫려 있다. 요리를 못해 젓가락 끝으로 구멍을 내 빨아 먹기 때문이다.

이처럼 남성 노인들은 음식 만들기에 애를 먹는다. 만들 줄 아는 음식이 없어서 라면을 주식으로 하거나 끼니를 빵으로 때우기도 한다. 그러다 보니 음식을 골고루 먹지 못해 건강이 부실해지게 된다. 음식은 건강에 직결되기 때문에 식사를 제대로 챙기는 것은 대단히 중요한 일이다. 특히 노인은 세 끼 식사를 제대로 하느냐 그러지 못하느냐에 따라 건강과 기력이 확연히 달라진다.

요즘은 퇴직 무렵의 남자들이 요리학원을 다닌다고 한다. 일생 동안 자신을 위해 음식을 만들어준 아내를 위해서건 자신을 위해서건 스스로 요리하는 법을 배운다는 것은 반가운 변화이다. 그러나 음식을 배우기에 이미 너무 늦은 나이의 아버지를 두었다

면 적절한 음식 섭취가 가능하도록 가족이 특별히 신경을 쓰고
도움을 드려야 할 필요가 있다.

존중받는 노인은 순하고 편안하다

사회복지가 추구하는 최고의 가치는 인간 존엄성이다. 인간 존엄
성이란 인간은 그가 보유한 능력의 여부를 떠나 이 세상에 존재
하는 자체로 귀하여 존중과 정당한 대우를 받을 권리가 있다는
의미이다. 여기에는 타인이 나를 존중해주는 것도 필수적이지만
그에 못지않게 스스로를 아끼고 자랑스럽게 생각하는 자존감도
중요하다. 자존감이 정립되어 있어야 자기 발전을 꾀하며, 스스로
의 행위에 책임을 지면서 타인과의 관계가 원활해진다.

이러한 자기애(愛)나 자존감은 인간이 심리정서적으로 안정된
상태에서 잘 정립되고 확고해진다. 경제적으로 궁핍하고 폭력이 일
어나는 불안한 환경에 있거나 다른 사람들로부터 멸시와 비난을
받는 사람은 소속감을 느끼기 힘들며 평등하고 우호적인 인간관계
를 맺는 데 어려움이 있어 자존감을 유지하기가 힘들다. 자존감을
갖지 못하면 매사에 자신이 없고 눈치를 보며 마음속에 불만이
쌓이게 마련이다. 그러한 심리적 위축은 활동의 위축으로 이어져
결국 정신과 신체의 건강이 모두 나빠진다. 타인으로부터 존중받
고자 하며 관심과 사랑을 필요로 하는 것은 굳이 유명한 학자들

의 이론을 빌리지 않아도 인간이라면 누구나 공통적으로 갖는 욕구이며 인간 존엄성을 지키는 길이다. 노인이라고 예외일 수 없다.

노인을 돌보는 가족은 노인이 다양한 애로점을 가지고 있다는 점을 인식하고 노인의 의사를 존중하고 부족한 기능을 보충해주려는 노력이 필요하다. 혹시 나이 든 부모가 과거와 달리 엉뚱하고 이상한 행동을 보인다면 짜증을 내기에 앞서 혹시 본인 의사와 상관없이 진행되는 인지기능의 장애에서 기인한 것은 아닌지 점검하자. '노인은 다 그래.' '노인이 되니 어쩔 수 없네.'와 같은 편견을 갖지 말고 부모가 지금 보이는 상황을 극복할 방법을 찾아보아야 한다. 지금 그대로의 상태를 인정하고 수용하면서 도움을 제공하면 아무리 인지기능이 저하되어 있어도 노인은 가족이 자신을 돌보며 사랑한다는 것을 믿는다. 그러한 믿음을 기반으로 노인은 가족에게 강한 소속감을 느끼고 안정되고 평안한 마음으로 살아갈 힘을 얻는다. 어떤 경우에도 가족이 자신을 돌봐주고 보호해줄 것이라는 믿음 속에 어려움이 있어도 견디며 가족에게 협조하려는 적극적 태도를 보일 것이고 이는 곧 일상생활 전반에 만족감으로 이어진다.

죽음에 대한 불안감을 덜어드리자

노인이 가족에게 감사하는 마음을 가지면 불만이 없어 순하고 편안해진다. 노년기는 주변을 정리해야 할 필요가 있는 시기이다. 순하고 편안한 마음은 포기하지 못했던 욕심, 이루지 못한 욕망, 미움이나 증오심 같은 과도한 마음의 짐을 내려놓고 정리하는 데 결정적인 도움을 준다. 등에 진 무거운 짐을 내려놓으면 홀가분하듯 노인 역시 마음의 짐을 벗으면 너그럽고 온화해지며 가족 안에서 조화를 이루려 노력한다. 나아가 죽음에 대한 불안감이 줄어든다.

죽음은 누구나 두렵다. 이미 충분히 살아서 더 이상 삶에 미련이 없을 것 같은 노인들 역시 죽음의 두려움에서 자유롭지 못하다. '더 나이 들어 추한 모습 보이기 전에 가야 할 텐데……'를 늘 입에 달고 살지만 실은 노인도 죽음을 두려워한다. 그래서 노인들 중에는 나이를 물으면 달가워하지 않는 사람들이 많다. 우선 자신이 그렇게 나이를 많이 먹었다는 것이 믿기지 않고 믿고 싶지 않으며, 마음은 여전히 청춘이며 해야 할 일이 남아 있는데 갈 날이 가까워지는 느낌이기 때문이다. 그래서 노인 중에는 '만약 내가 여든다섯까지 산다면 앞으로 4년 남았어.'라며 자신이 희망하는 어느 시점을 기준으로 자신의 나이를 밝히기도 하고 살날이 많지 않다는 생각에 무엇을 새로 계획하기를 주저한다.

나이 들어가는 것은 어쩔 수 없다 할지라도 순하고 편안한 마음을 갖고 이제까지 잘 살아왔다고 생각하는 노인은 자부심을 갖고 죽음에 임해서도 크게 당황하지 않으며 남은 가족을 헤아리는 여유까지 갖는다. 이에 반해 아직 삶의 목표를 달성하지 못했거나 소망을 이루지 못했다, 또는 아직 해야 할 일이 있다고 생각하는 노인은 걱정에 사로잡히게 된다. 남은 시간이 얼마 남지 않았다는 조급한 생각을 머리에서 지우지 못해 늘 초조하고 불안해하며 결국 이런 태도로 인해 가족과의 관계가 불편해질 가능성도 커진다.

가족의 따뜻한 관심과 사랑은 죽음에 대한 불안감을 덜어줄 뿐 아니라 죽음을 온순하게 받아들이게 도와준다. 부모가 나이 듦으로써 겪는 신체적 한계와 곤란을 이해하고 필요한 부분을 지원해주면 부모는 활기차게 살다가 감사하는 마음으로 삶을 마감할 것이다. 노인이 보이는 이러한 마음가짐과 태도는 가족에게 사랑받는 길이며 사후 존경받는 부모로 남는 길이기도 하다.

행복한 노후를 보내도록 도와드리자

통계청이 발표한 2013년 출생자를 기준으로 한 기대수명은 대략 남자 79세, 여자 85세이다. 노년기에 접어든 사람의 기대여명은 얼마나 될까? 지금 55세에 달한 사람이 앞으로 얼마나 더 살 수 있는지 미래를 추정해 남은 생애 기간을 보여주는 기대여명은 남자는 26년, 여자는 31년이다. 수명은 과거에 비해 대폭 연장되었으며 이 추세는 앞으로도 지속될 전망이다. 이러한 수명연장을 두고 축복이냐 불행이냐 의견이 분분하지만 사실 노년기는 생애 어느 시기보다 약점이 많아 자칫 불행해지기 쉽다.

국민평균소득이 높고 사회복지체계가 잘 갖추어진 나라의 사람들은 젊을 때부터 자신이 꿈꿔온 은퇴 후 삶을 위해 저축하고 구체적 계획을 짜지만 우리나라 사람들은 당장의 삶조차 버거워 노년을 구체적으로 대비하지 못하는 경우가 많다. 노년기는 우리가 살아온 인생의 어느 단계와 달리 남는 시간을 어떻게 보낼지 모를 정도로 무료하고 지루할 수 있으며, 몸이 아파 병원 입원과 퇴원을 반복하며 자리보전을 하고 누워 있을 수 있고, 평생 해오던 익숙한 일상생활을 스스로 해내지 못할 수도 있다. 우리 중 어느 누구도 내가 그런 상황에 처할 것이라고는 생각하지 않지만 안전을 보장받은 사람은 아무도 없기에 그런 때를 미리 그려보고 차분하게 구체적인 대비를 해야 마땅하다. 하지만 대부분은 그저 닥치면 어떻게 되겠지 하고 막연하게 생각하며 운명이 나만을 비켜나갈 것만을 기도하며 살고 있다.

보통의 노인에게는 4고(苦)가 따른다. 네 가지 고통이란 이런 것들이다. 소득은 줄어든 데 반해 의료비 등 지출은 늘어서 경제적 곤란으로 빈곤해질 가능성이 높고, 건강이 자꾸 나빠져 질병에 걸리기 쉬우며, 배우자나 친구 등 사랑하는 사람들을 떠나보냄으로써 고독해질 수 있다. 거기에다 일을 하고자 하나 일을 주는 사람이 없고 또 마땅히 할 일도 없는 무위(無爲)의 고통도 있다. 그중 고독과 무위를 이기는 좋은 방법은 내가 좋아하는 일을 하는 것이다.

은퇴 후에 겪는 문제 중의 하나인 시간 보내기는, 시간을 얼마나 즐겁고 유용하게 쓰느냐에 따라 노후 삶의 질이 달라질 정도로 중요한 문제이다. 노년기는 자녀와 가족으로부터 어느 정도 자유로워 젊은 시절부터 꿈꾸어왔던 자신의 꿈, 재능, 해보고 싶었던 일들을 펼칠 수 있는 좋은 시기이다. 인간은 무엇인가에 몰입할 때 즐거움과 의미를 얻는다. 목표와 목적이 있으면 삶에 방향이 서므로 주저하지 않고 나아갈 수 있으며 이를 통해 만족과 행복이 증대된다.

우리는 각자 삶의 디자이너이다. 클래식한 평온한 삶, 재즈 같은 낭만적인 삶, 힙합 스타일의 자유분방한 삶······. 어느 것이든 원하는 삶을 그려보고 이루기 위해 노력하는 것은 중요하며, 그런 바람이 이루어지기 위해서는 가족의 도움도 필요하다. 건강한 부모는 건강한 대로, 아픈 부모는 아픈 대로 관심을 두는 일을 해보도록 응원하고 잘할 수 있다고 지지한다면 부모의 노후 삶은 행복하며 풍요로워질 것이다. 무엇을 새로 시작하기에 늦은 나이는 없다.

보통의 노인이 겪는 네 가지 고통, 사고(四苦)

1. 소득은 줄어들지만 의료비 등 지출이 늘어서 경제적으로 곤란해진다 — **빈곤의 고통**
2. 건강이 자꾸 나빠져 질병에 잘 걸린다 — **질병의 고통**
3. 배우자나 친구 등 사랑하는 사람들이 떠나가기 때문에 고독해진다 — **고독의 고통**
4. 일을 하고자 하나 일을 주는 사람이 없고 마땅히 할 일도 없다 — **무위(無爲)의 고통**

잘 죽는 것만큼 중요한 것은 없다

돈과 권력이 있는 유명인사이든 그렇지 않은 평범한 사람이든 공통적으로 관심을 두는 것이 '늙지 않는 것'이다. 그래서 나이보다 젊어 보인다는 말을 들을라치면 거울을 한 번 더 보면서 젊게 살려는 자신의 노력이 결실을 맺었다고 흐뭇해한다. 이렇게 젊게 사는 것이 인간 최대의 관심사이다 보니 당연히 세상에는 그에 대한 연구가 활발하며, 무엇을 먹어야 혈관이 건강한지, 어떤 방식으로 살아야 치매에 걸리지 않을지, 어떻게 운동해야 근력과 몸매를 유지할 수 있는지 등을 가르치는 정보가 넘쳐난다. TV에서, 신문에서, 동네 건강원에서 또 아는 사람들로부터 우리는 그런 정보를 끊임없이 흡수하며 거의 반 전문인이 되어가고 있다. 이렇게 우리들 대부분이 젊음을 유지하는 것에는 관심이 높지만 정작 놓치는 것이 있으니, 그것은 잘 나이 들고 잘 죽는 것이다.

잘 나이 들어가는 것에는 신체를 건강하게 유지하는 것 외에 정신적 안정이 필수이다. 이제까지 나와 인연이 있는 사람들과 내가 건재하며 살아올 수 있도록 도움을 준 사람들에 대한 감사, 과도한 욕망과 욕심을 버리고 내려놓는 용기, 지금의 환경과 상황을 있는 그대로 긍정적으로 받아들이는 수용적 태도, 세상에 대한 너그럽고 따뜻한 시각 등이 사람을 안정적으로, 행복한 사람으로 만든다. 이런 정신적 안정과 행복은 다른 사람들과 세상에 대한 불평과 불만을 누그러뜨려 당사자를 온화하고 평온하게 만든다. 이렇게 마음이 평온하고 만족스러우면 우선 본인 자신에게 유익할 뿐 아니라 가족과 주위 사람들에게서 저절로 존경을 받게 된다. 바람직하게 나이 든 어른의 모델로서 누구도 무시하지 못하는 존재감을 발휘하게 된다.

잘 나이 들려면 본인의 노력이 가장 중요하지만 주위 사람들, 특히 가족들의 이해와 지지가 큰 몫을 한다. 부모가 자식의 성장에 헌신적인 분이었으며 가족을 위해 최선을 다해 성실하게 살아왔다고 자식이 인정하면 부모는 자신의 삶이 헛되지 않았다고 생각하여 그러한 가족의 인정과 사랑을 계속 유지하려 노력한다. 가족이 바라는 바람직한 노인상(像)을 달성하기 위해 노력하면서 남은 생을 당당하게 살아갈 용기를 얻는다.

잘 나이 드는 것은 잘 죽는 것으로 이어진다. 세상의 모든 인연에 감사하며 마음의 짐을 벗고 노년기를 보내다 죽음을 맞는다면 그는 분명 이 세상에 태어나 살다가 간 가장 행복한 사람 중의 하나가 될 것이다.

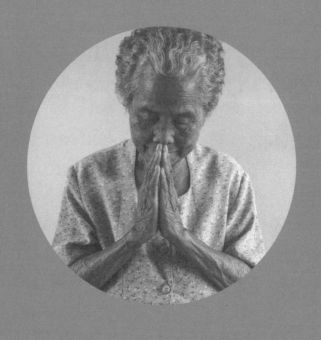

노인이 된 우리 부모는 지금
몸과 마음에 어떤 변화를 겪고 있는가.
지금 우리 부모에게 일어나는 변화는
훗날 노인이 된 내가 겪게 될 일과 다르지 않을 것이다.

2

노인의
몸과
마음에
일어나는
일들

인간은 이 세상에 태어난 이상 시간의 흐름에 따라 늘 변화하는데, 인간의 몸이 성숙이 아니라 퇴화의 의미로 나이 들어가는 변화가 뚜렷해지는 노년기에는 신체적, 심리적 변화뿐 아니라 사회적으로도 변화를 한다. 노년기에 들어서면 몸과 마음만 노화하는 것이 아니라 타인과 사회와의 관계망인 사회적 관계까지 노화를 겪는 것이다.

노화가 이루어지면 신체 거의 대부분의 기능이 쇠퇴하지만 개인에 따라 일부 능력은 감퇴하지 않아 전과 거의 동일한 수준의 기능을 유지하기도 하며, 어떤 기능이 저하되면 그 손상을 보상하기 위해 다른 영역이 활성화되기도 한다. 또 개인의 노력과 생활습관에 따라 노화 속도를 늦추거나 저하된 기능을 보완할 수도 있다.

수명 연장이라는 축복을 제대로 활용하기 위해서는 건강을 유지하기 위한 좋은 생활습관이 중요하다. 운동을 포함한 규칙적인 신체활동, 균형 잡힌 식사, 삶에 대한 긍정적 태도, 원만한 인간관계에 관심을 두어야 한다. 노년기를 생의 마지막 단계로 여겨 포기하지 말고 남은 생을 건강하고 즐겁게 살면 성공적 노후를 이룰 것이다.

외형적 변화

아름다운 젊은 날의 청춘을 지나 왕성하게 사회활동하는 30, 40대를 넘어 본격적인 노화의 단계에 들어서면 우리의 몸은 눈에 띄게 변화를 한다. 절대 원하지 않던 흰머리가 돋아나고 주름살이 얼굴을 채우며 피부가 윤기와 탄력을 잃고 처진다. 근육량이 줄어 다리는 가늘어지며, 엉덩이는 살이 빠져 납작해진다. 체형이 변함에 따라 옷을 입으면 맵시가 안 나고 부자연스러운 느낌을 떨치기 힘들다.

키도 영향을 받아 50대 중반부터 시작해서 70대까지 남자는 3cm, 여자는 5cm 정도 줄어든다. 등이 굽어서 그러기도 하고 척추 사이에 있는 연골조직이 닳아 얇아져서 그러기도 한다. 척추가 눌려 납작해지면서 척추뼈 사이의 구분이 없어져 마치 달라붙어 있는 것처럼 척추협착이 일어나기도 하고, 심하면 아예 척추뼈 사이의 구분이 없이 한 덩어리가 되기도 하는데 이렇게 되면 너무 아파서 허리를 펴기도 걷기도 힘들어 일상생활이 힘들어진다. 걷지 못하고 와상환자가 된 노인들을 보면 이런 사람들이 많다.

키가 줄어드는 것 외에, 뼈가 변형되거나 쉽게 부러지기도 한다. 관절염이 생기면 손가락 관절 마디가 휘거나 튀어나온 것처럼 모양이 변형되고 통증이 따른다. 또 무릎의 통증으로 걷기가 힘들어지며 넘어지면 팔, 다리, 고관절뿐 아니라 척추뼈가 부러지기도 한다.

근력에도 변화가 생긴다. 근력은 뼈, 관절, 힘줄, 인대, 근육 등이 합동하여 내는 힘인데 각 요소들이 감퇴함에 따라 50대 이후부터 한 번에 최대로 낼 수 있는 힘의 세기가 줄어들기 시작하여 연령이 높아질수록 감퇴현상이 두드러진다.

감각기능의 저하

귀와 관련해서는 난청이 생기는데, 노인들의 집을 방문해보면 TV를 크게 틀어놓는 사람들이 많다. 귀에 바싹 대고 말해야 알아듣기도 하고, 어떤 사람 말은 알아듣는데 어떤 사람 말은 못 알아듣기도 한다. 높은 음을 잘 못 들으며, 시끄러운 곳에서 대화하는데 어려움을 겪는다. 외부 소음이 없는데도 귀에서 소리가 나는것으로 느끼는 이명(耳鳴)이 생기기도 하는데, 귀뚜라미 소리가들린다는 사람도 있고, 윙윙거리는 소리, 바람 소리, 벨 소리가 들린다고 말하기도 한다.

눈은 수정체가 흐려져 백내장 수술을 하는 경우가 흔한데, 제때 수술을 받지 않으면 시력을 상실할 수 있다. 시신경 이상으로녹내장이 오기도 하며, 노인성 황반변성이 일어나거나 당뇨병으로 망막변증이 생겨 시력을 잃기도 한다. 특히 어둠에 대한 적응력이 심하게 저하되어 물체를 식별하는 데 젊었을 적보다 훨씬더 밝은 빛을 필요로 한다. 그 결과 계단이나 도로 턱, 움푹 파이거나 솟아오른 부분을 분간하지 못하여 넘어지기 쉬우며, 물체에부딪칠 확률이 높아진다. 눈물 생산도 급격하게 줄어 감염에 취약해진다. 울고 싶은데 눈물이 나오지 않는다고 하는 노인의 말은 사실이다.

혀와 관련해서는 맛을 느끼는 혓바닥의 미뢰 수가 줄고 침 분비가 적어져 음식 맛을 잘 느끼지 못하여 미각이 둔해진다. 혀가 느끼는 달고, 쓰고, 짜고, 시고, 감친 맛 중에서 달고 짠 맛에 대한 민감성이 특히 저하되어 적당하게 간이 되어 있는데 싱겁다고 느끼거나 단 음식을 두고도 달지 않다고 느낀다. 그 결과 음식을 짜고 달게 먹으려 한다. 실제 노인 중에는 짠 젓갈만 찾는 사람들이 있다. 대신 쓴맛을 많이 느껴 평상시 입안이 쓰다고 하며 입맛을 잃기도 한다. 구내염 증상이 없음에도 입안이 따갑다고 느껴 매운 음식을 못 먹기도 하며, 일반적으로 젊었을 적보다 매운 음식을 기피하는 현상을 보인다. 평생 먹어온 음식인 된장, 고추장, 김치에 대한 선호가 줄고 대신 단 음료나 부드럽고 폭신한 빵을 좋아한다.

후각도 떨어져 국을 끓이거나 음식을 조리하느라 불 위에 음식을 얹어놓고도 냄새를 못 맡아 태우거나 심하면 불을 내는 수도 있다.

촉각 역시 둔해져 외부의 위험한 자극을 제대로 판단하거나 분별해내지 못하여 동상에 걸리기 쉽고 전기장판에 화상을 입기도 한다. 통증에도 둔감해져 다쳐도 예민하게 느끼지 못할 수 있다. 언어장애가 있는 경우는 표현력까지 떨어져 병이 상당히 진전된 후 늦게 발견하기도 한다.

균형 감각에도 이상이 생겨 어지러움으로 낙상할 수 있다. 나이가 들수록 평형감각 능력이 저하되고 평형감각을 관장하는 뇌나 귀에 문제도 많이 발생한다. 자리에서 일어났을 때 눈앞이 하얘지고 몸이 휘청거리는 어지러움을 느끼는 기립성 저혈압도 흔하다.

날씨에 대한 감각도 변하여 바람과 추위에 민감해져 바람이 불거나 추운 것을 싫어한다. 특히 뇌졸중을 겪은 사람들은 여름에도 창문을 열어놓지 못하게 하며 조금만 바람이 들어와도 금세 느끼고 싫어한다. 마비가 된 신체는 혈액순환이 안 돼 차갑고 저리고 시려 여름에도 두꺼운 옷을 입고 싶어 하는 경우가 있으며, 치매환자들 중에서도 바람을 싫어하는 사람들이 꽤 있다.

작은 충격에도 취약한 노인의 몸

어린이는 높은 곳에서 떨어져도 대부분 별 탈이 없어서 삼신할머니가 보호한다는 말이 있을 정도이다. 청소년과 성인은 뼈 주위의 근육이 탄탄하여 웬만한 충격에는 끄떡없이 버틴다. 하지만 노인은 뼈 자체가 약해진 데다 근육이 얇아지고 조직이 느슨해져 외부 충격이 그대로 뼈에 전달된다.

뼈조직이 성글어지며 구멍이 생기는 골다공증이 무서운 것은 기침 같은 사소한 충격에도 뼈가 부러질 수 있기 때문이다. 아주 심한 경우는 외부로부터 아무런 힘이 가해지지 않아도 저절로 부러지기도 한다. 물론 뼈가 아주 성글어진 극단적인 경우의 이야기이지만 다음과 같은 경우는 자주 발생하니 조심해야 한다.

스스로 몸을 못 움직여 종일 침상에 누워 있는 와상환자는 어쩔 수 없이 다른 사람이 몸의 방향을 틀거나 위치를 옮겨 기저귀를 갈거나 옷을 갈아입힌다. 이때 보통 환자의 허리를 들거나 가슴 부위를 안아 위치를 바꾼다.

치매환자가 있었다. 환자인 어머니는 체구가 큰 데 반해 같이 사는 딸은 몸이 작아 혼자 힘으로 어머니를 감당하지 못해 집에 환자를 24시간 돌보는 입주 간병인을 두었다. 할머니는 와상 상태로 기저귀는 물론 목욕까지 전부 침대 위에서 수발을 받았는데, 특별한 원인이 없는데 자꾸 열이 나 병원에 가 검진을 받아보니 갈비뼈가 네 개나 금이 가 있었다. 욕창이 생기지 않도록 축 처진 할머니의 체위를 변경하려 간병인이 가슴을 맞대고 등 뒤로 손을 돌려 안아 올리고 내리고 하다 보니 가슴 부위에 지속적으로 힘과 압력이 가해져 그리 된 것이다.

할머니는 통증에 대한 감각이 떨어져 있는 데다 표현능력마저 없어서(치매가 중증으로 진행되면서 언어장애가 와 말을 못하였다) 갈비뼈가 그렇게 많이 부러졌는데도 말 한 마디 못한 채 고통을 감내하고 있었다. 딸은 엑스레이 판독을 들으며 어머니가 그동안 얼마나 아팠을까 하는 생각에 눈물이 났다고 말했다. 그래서 특히 종일 침대에 누워 있는 와상 상태의 노인은 몸을 잘 관찰해야 한다. 욕창이 날 수도 있고, 이와 같이 뼈가 부러져 있을 수도 있다.

특별히 외부 충격이 없어도 일상적인 돌봄 중에 저절로 골절이나 탈골이 일어나기도 한다. 음식을 삼키지 못하는 연하장애가 있어 튜브를 통해 식사를 제공받는 사람은 턱이 자주 빠지고, 중풍 등으로 반신마비가 온 사람 중에는 마비가 된 쪽의 팔이 빠지는 경우가 흔하며, 장기간 와상 상태로 누워 있는 사람 중에는 고관절 등이 부러지거나 뼈가 저절로 삭아 부스러지는 경우도 있다.

걸을 수 있다 하여도 조심해야 하는 것은 마찬가지이다. 경증 치매 보유자 중에는 주야간보호센터나 복지관의 프로그램을 이용하는 사람들이 있다. 사회적 활동은 일상생활 수행능력의 저하를 늦추고 외로움을 해소하는 좋은 효과가 있어 권장할 만한 일이다. 노인을 대상으로 서비스를 하는 기관의 종사자들은 혹시라도 문제가 발생할까 늘 긴장하며 사고 예방에 노력한다. 왜냐하면 참가하는 노인들은 걸음걸이가 불안정할 뿐 아니라 인지기능의 문제로 타인에 대한 배려와 공동체 의식이 부족하고 협조가 잘 안 되며 심지어 판단능력도 심각하게 저하되어 어떤 상황이 발생할지 모르기 때문이다. 옆에 앉은 노인이 자신의 물건에 손을 댄다든지 어떤 사람이 유독 프로그램 강사의 지도를 따르지 못하고 뒤처지면 이를 참지 못하고 그 사람을 떠밀거나 물건을 던지는 경우가 있다. 그러면 무방비로 있던 노인은 넘어지거나 부딪히게 된다.

결론적으로 노인은 누워 있거나 걸을 수 있거나 모두 관찰이 필요하다. 기저귀를 갈 때나 목욕할 때는 늘 상처 유무를 확인하고, 붓거나 멍든 곳은 없는지, 열이 나는지 등을 세심하게 관찰해야 한다.

내장기관의 노화

내장기관도 노화에서 예외가 아니다. 우선 혈관 안에 노폐물이 쌓임에 따라 혈관 벽이 두꺼워지고 경직되어 혈압이 높아지는 고혈압이 오는데, 바른 식습관으로 건강하게 살았던 사람도 노년기에 접어들면서 혈압이 높아지는 경우가 흔하다. 이렇게 되면 자연히 심장과 혈관에 영향을 준다. 우리의 몸에 신선한 피와 산소를 공급해주는 심장은 스스로 박동을 조절하는 체계를 갖추고 있지만 섬유조직과 지방이 쌓이면서 심방의 여러 부위가 서로 다른 리듬으로 박동을 하는 부정맥이 발생할 수 있다. 그리고 혈압을 일정하게 유지하는 기능이 감소하여 누워 있거나 앉았다가 일어날 때 눈앞이 핑 돌고 어지러운 기립성 저혈압도 생긴다. 피의 총량이 줄고 외부 질병에 대항하는 적혈구 생성도 느려서 빈혈에 걸리기도 한다.

호흡기계와 관련하여서는 폐를 이루고 있는 작은 공기주머니인 폐포가 수축되고 폐포의 숫자가 준다. 자연히 폐의 기능이 저하되어 산소 공급이 원활하지 못하게 됨에 따라 산소포화도가 낮아져 쉽게 숨이 차고 폐 기능 저하나 천식이 생기기도 한다. 호흡기 기능 저하는 자연히 운동능력을 저하시키고 병에 대한 저항력도 감소시켜 폐렴이나 기관지염에 걸릴 위험성을 증가시킨다. 심지어 젊었을 적에 아무 문제가 없던 사람들도 나이 들면서 나타난 폐 기능 저하로 산소발생기에 의지해 살아가는 경우도 생긴다.

내분비계의 기능 저하는 호르몬의 분비량을 줄여 신진대사를 느리게 한다. 면역체계 역시 문제가 생겨 인체로 침입한 세균에 대응력이 떨어져 질병에 감염되기 쉽고 암 발병률 역시 증가한다.

소화기능은 다른 기관에 비해 노화의 영향을 적게 받는 편이다. 그런다 할지라도 음식 섭취량은 줄어든다. 전반적으로 이가 부실하여 음식을 씹는 저작능력이 떨어지고, 음식을 삼키는 데 어려움을 갖는 연하장애도 발생하며, 음식을 삼키다 사레도 자주 들린다. 점성이 강한 떡이나 젤리 같은 음식은 때로 질식을 유발하므로 주의해야 한다.

배설과 관련해서는 남성은 전립선염이나 전립선암 보유자가 늘어 소변 배설에 애로점이 생기며 여성 역시 기능 저하로 소변을 시원하게 못 보거나 본 후에도 개운하지 않은 잔뇨감을 느끼는 사람이 많다. 소변과 대변의 배설과 조절에 직접 관여하는 괄약근이 느슨하여 아무 때나 소변이 찔끔거리고 나오는 요실금, 대변이 새는 변실금도 생길 수 있다. 항문 괄약근이 느슨해져 항문이 항상 열려 있는 상태가 되어 변이 지속적으로 흐르기도 한다.

연령이 높아짐에 따라 노화가 인체의 전 기관에 걸쳐 일어나는 것은 맞지만 그렇다고 노화가 모든 인체 기관에 동일하게 진행되는 것은 아니다. 예를 들어 백내장이 생기고 난청이 왔으나 소화기관은 젊은이 못지않은 사람이 있고, 인지기능은 정상이나 밥을 씹고 삼키기 어려워하는 사람도 있다.

노인들의 배설 고민

대변과 소변의 배설은 신경 쓰이는 일이다. 어린이들을 관찰하면 변을 보기 직전에는 음식을 잘 먹지 않고 놀이에 관심이 떨어지며 예민해진다. 성인 역시 화장실에서 일을 시원하게 못 보면 신경이 곤두서고 짜증이 난다.

노인 중에는 배설 문제로 고생하는 사람들이 많다. 노화가 진행되면 신장기능이 현격히 떨어진다. 방광 용적이 줄고 소변을 봤는데도 다 배설되지 않고 남아 있는 잔뇨량이 늘어나 자주 소변을 보고자 한다. 그래서 심한 경우는 10분마다 화장실을 가기도 한다. 스스로 화장실 출입이 가능한 경우라면 문제될 것이 없지만 다른 사람이 매번 이동에 도움을 줘야 한다면 대단히 난감한 일이다. 그래서 몸이 불편한 상태에서 혼자 사는 노인 중에는 자주 화장실 가는 어려움을 방지하고자 물을 안 마셔 피처럼 붉은 소변을 보기까지 한다. 요실금을 가진 사람도 많다. 요실금이 생기면 본인 의지에 상관없이 소변이 저절로 흘러나와 옷을 버리고 냄새가 나니 기저귀를 차야 하고 그 결과 외출이 힘들어진다.

대변을 보는 데도 어려움이 가중된다. 음식의 섭취량이 줄고 운동량이 줄어든 데다 대장으로 음식을 보내는 운동이 느려지고 직장의 수축운동이 감소하기 때문이다. 즉 밀려나올 양이 적은데 밀어낼 힘도 부족하니 제때 배설이 이루어지지 않는다. 또 노인이 복용하는 수많은 약 중에 변비를 일으키는 것도 있어 이래저

래 변비가 는다. 변비에 걸리면 대변이 토끼 똥처럼 방울방울 나오기도 하고 한꺼번에 굵은 변으로 밀려나와 변기가 막히기도 한다. 변실금이 있는 경우는 항문 주위 근육이 느슨해져 쉴 사이 없이 변이 흘러나오기도 하며 또 어떤 사람은 변비와 설사가 반복되기도 한다. 또 대변이나 소변이 나오는데도 아무런 느낌이 없는 경우도 있다.

오랫동안 변을 못 보는 중증 치매환자나 의식이 또렷하지 않은 와상환자는 손가락으로 변을 파내 아무데나 바르거나 바닥에 던져놓기도 한다. 그런 경우 돌보는 사람은 몹시 당황하여 혹시 노인이 자신을 골탕 먹이려고 일부러 그런 행동을 하는 것 아닌가 의심하는데, 그럴 이유는 없고 그저 변을 못 봐 답답하고 찌뿌듯한 느낌을 없애고자 함이거나 아니면 스스로 대변을 처리하고자 하였는데 결과가 그렇게 된 것이라고 해석하면 좋을 것이다. 만약 와상환자가 이유 없이 손톱 밑이 검고 냄새가 난다면 대변 파내는 행위를 의심해볼 수 있다.(185쪽 참조)

뇌의 변화

우리를 생각하게 하고 행동하게 하며 장기가 제 기능을 하도록 명령하는 인체의 중앙제어장치인 뇌 역시 연령이 증가함에 따라 퇴화한다. 뇌세포는 일생 동안 계속하여 사멸하는데 60대 이후

소멸 속도가 빨라지면서 여러 가지 문제를 만든다. 이로 인한 대표적인 질병이 치매이며, 이외에도 뇌졸중으로 세포가 많이 죽거나 뇌출혈 등으로 뇌를 절제하면서 뇌의 용량 자체가 줄기도 한다. 실제로 뇌 사진을 찍으면 젊은이는 탱탱하고 탄력 있는 데 반해 노인의 뇌는 쭈글쭈글하고 크기 자체가 작아진 것을 관찰할 수 있다.

좀 더 자세히 살펴보면, 건강한 사람의 뇌는 65세 전후에 그 무게가 약 1,360g이고 90세에 이르면 1,290g 정도로 감소하는데 모든 사람이 똑같지는 않고 약 15% 정도의 편차가 있다. 뇌에 산소와 영양분을 공급하는 혈류의 양도 노화 과정에서 약 20% 정도 감소한다. 신경방사선학적 연구에 의하면 뇌의 체적은 60세를 지나면 매년 0.4%씩 감소하며 부검 연구에서는 뇌 중량이 매년 2~3g씩 감소하는 것으로 나타난다. 이러한 현상을 뇌의 위축이라고 한다. 인지기능이 정상인 사람에게는 심한 뇌피질의 위축이 나타나지 않으나 치매환자의 뇌에서는 전두엽, 측두엽 및 시상주위엽에 심한 피질의 위축이 관찰된다.

이렇게 뇌가 위축되거나 뇌와 관련하여 병이 발생하면 자연히 주의를 기울이고, 계획하며, 통제하고, 기억하는 인지기능에 문제가 생겨 결국 일상생활을 제대로 수행하지 못하는 문제로 이어지게 된다. 스스로 일상생활을 해내지 못하니 다른 사람의 도움을 받아야 하고, 전혀 다른 사람처럼 성격까지 변하여 본래의 모습을 잃기도 한다.

치매의 이해

노인 인구가 늘어 치매환자가 많아짐에 따라 치매에 대한 사회적 관심이 높다. 정확한 병명조차 없이 과거에 '노망(老妄)'으로 불리던 병에 대해 연구가 활발하고 백신도 개발하고 있다.

치매는 다양한 원인으로 인해 뇌기능이 손상되면서 인지기능이 저하되는 것으로, 일상생활에 큰 지장을 초래하고 인간관계마저 무너뜨린다. 인지기능이란 기억하고, 말하며, 상황을 판단하여 결정하고, 시간과 공간을 파악하는 능력으로 우리가 정상적인 일상생활을 하는 데 꼭 필요한 지적 활동이다. 치매에 걸리면 이런 지적기능과 함께 상황에 맞게 적절하게 행동할 수 있는 능력도 손상되고, 사람을 알아보는 능력도 퇴화한다.

치매의 증상은 다양하다. 사람 이름이나 전화번호, 주소 등을 기억하지 못하거나 같은 질문을 반복한다. 방향감각이 떨어져 새로운 장소에서 방향을 구별하지 못하거나 집을 나가서 못 찾아오기도 한다. 언어장애가 오면 적당한 단어를 구사하지 못하여 앞뒤가 안 맞는 말을 하며, 문장이 점점 짧아지다가 중증이 되면 '물', '밥' 정도의 가장 기본적인 단어만 말하거나 전혀 뜻이 안 통하는 알아듣지 못할 말을 한다. 돈 계산도 힘들어지고 어린아이 같은 행동을 하기도 한다. 식탐이 늘기도 하는데 중증이 되면 오히려 식사를 하지 못한다. 음식이 입에 들어오면 생존을 위해 씹어서 삼키는 본능조차 작동하지 않아 물고만 있거나 받아먹지를 못한다. 성격이 변해 온순했던 사람이 난폭해지거나 욕설을 하는 경우도 있다. 매사에 의욕이 떨어져 무슨 일을 하려고 하지 않으며 위생 관념도 저하되어 씻는 것을 귀찮아하고 싫어한다.

치매환자가 보이는 문제행동은 아주 다양하다. 저녁이면 기억 속의 집과 가족을 찾아 짐을 싸 집을 나서는 일몰(석양)증후군, 안정되게 한자리에 앉아 있지 못하고 안절부절 못하며 끊임없이 돌아다니는 배회 증상을 비롯, 욕설을 하기도 하고 폭력성을 보이기도 한다. 부끄러움을 몰라 옷을 벗어버린 채 돌아다니기도 하고, 없는 이야기를 진짜라고 믿기도 한다. 어느 할머니는 윗집에 남편이 좋아하는 여인이 살고 있는데 밤마다 아파트의 가스관을 타고 내려와서 남편과 동침한 후 아침에 다시 가스관을 타고 올라간다고 믿는다. 보통 사람이 보기엔 말도 안 되고 웃기기까지 하지만 당사자에게는 너무나 진지한 사실이다. 그밖에 화장실에 가 용변을 본 후 제대로 뒤처리를 못해 변기, 벽, 수건 등에 변을 묻혀놓거나 베란다 등에 용변을 보기도 한다. 치매환자는 이와 같은 수많은 문제행동 중 몇 가지를 복합적으로 가지고 있는 경우가 흔하며 일정 기간 지속되던 특정 패턴의 문제행동이 어느 시점부터 다른 유형의 문제행동으로 바뀌기도 한다.

다양한 치매 원인 질환 중에서 가장 많은 것은 뇌의 퇴화로 인한 알츠하이머병이고, 다음이 생활습관으로 인한 혈관성 치매이지만, 그 밖에도 루이체 치매, 전측두엽 퇴행, 파킨슨병, 정상압 뇌수두증, 머리에 가해진 외상 같은 원인에 의해서도 발병 가능하다고 알려져 있다.

치매는 우리 얼굴이 모두 다르듯 같은 문제를 보유한 사람이 없다는 말이 나올 정도로 증상이 다양하다. 난폭해져 남을 공격하는 사람이 있는가 하면 조용하게 앉아서 노래를 부르거나 아기같이 방실거리는 치매환자도 있다. 노인복지 종사자들은 후자를 '얌전한 치매' 또는 '예쁜 치매'라고 부르지만 모든 치매는 문제점을 가지고 있어 다행히 얌전한 치매에 걸렸다 할지라도 수발하는 가족은 애로가 크다.

건강을 유지하고 치매를 예방할 수 있는 생활방식과 태도

- 열심히 살아온 자신의 삶을 자랑스럽게 생각하고 자긍심을 갖는다.
- 즐겁게 생활하고 사람들을 자주 만나며, 가족과 좋은 관계를 유지한다.
- 매사를 긍정적으로 생각하고 마음을 편안하게 하여 불만, 불평을 떨쳐버린다.
- 애로사항이 있으면 숨기지 말고 도움을 청한다.
- 혼자 힘으로 할 수 있는 것은 스스로 한다.
- 손을 많이 움직여 뇌의 활동을 촉진시킨다.
- 독서, 소리 내 읽기, 편지쓰기 등을 하며 언어중추를 자극한다.
- 많이 걷고 꾸준히 운동하여 몸을 자주 움직인다.
- 바른 식습관을 유지하고 물을 자주 마신다.
- 금연, 금주한다.
- 의사와 자주 상담하고 혈압, 혈당을 관리한다.

치매는 조기 발견이 중요하다. 치매로 판정된 경우는 약물 등의 처방으로 치매 진행 속도를 늦추거나 관리가 가능하다. 부모님이 평소와 다른 언행을 보이면 망설이지 말고 전문가의 진단을 받아보자. 적절한 관리를 받으면 일상생활에 큰 지장이 없으며, 또 치매의 10~15% 정도는 완치 가능하다.

욕창 관리의 중요성

노인들이 공통적인 바람은 '두 발로 돌아다니다가 이삼 일 아프다 죽는 것'이다. 이렇게만 되면 오죽 좋겠는가. 현실에서는 그보다 훨씬 오랫동안 투병생활을 하며, 질병과 싸우면서 누워 있는 시간이 길어지다 보면 욕창이 생긴다.

욕창은 주로 뼈가 튀어나온 부위가 침대나 요에 오랫동안 닿거나 뼈끼리 겹쳐 있으면서 발생한다. 정상인들은 푹신한 요에 얹혀 있는 발에 욕창이 생긴다는 것을 이해 못하지만 관절이 굳어 있고 스스로 몸을 움직이지 못하는 사람은 누가 체위를 바꿔줄 때까지 꼼짝 없이 그 자세를 그대로 유지할 수밖에 없다. 또 휠체어에 앉히다가 부딪치거나 긁혀 상처를 얻으면서 시작된 것이 욕창으로 발전하기도 한다. 욕창은 손목과 발목, 팔꿈치와 발꿈치, 어깨, 양 무릎 사이, 꼬리뼈, 등뼈 등 뼈가 조금이라도 튀어나온 부분은 어디든 가리지 않고 생긴다.

건강한 사람은 계속 몸의 위치를 바꾸고 피부 조직도 건강하고 탄탄하여 그럴 염려가 없지만 중증 와상환자는 스스로 움직일 힘이 없다. 아주 심한 사람은 팔, 다리는커녕 손가락도 들지 못하고 눈동자만 움직인다. 그렇게 누워만 있는 환자는 최소 두 시간에 한 번씩 체위변경을 해줘야 하는데, 자주 체위를 바꿔주어도 욕창은 생길 수 있으며 한번 생긴 욕창은 나았다 할지라도 재발이 잘 된다.

노인의 피부는 얇아 상처 나기 쉽다. 오랫동안 병석에 누워 있으면서 잘 먹지 못한 사람은 마치 인체해부도를 보는 것같이 피부 밑의 뼈가 하나씩 다 드러나 보이기도 한다. 쿠션 역할을 할 살이 없다 보니 같은 자세를 한동안 유지하면 바닥에 닿은 피부가 눌려 산소나 영양공급이 힘들어진다. 처음에는 불그스름하다가 살갗이 살짝 벗겨지는 정도이지만 더 진행되면 상처 부위가 커지면서 진물이 나온다. 검게 변하면서 상처가 점점 깊어지고 균이 증식하여 피부가 괴사하기 시작한다.

욕창의 초기 단계는 피부가 얇게 벗겨지는 정도라 연고만 잘 바르면 낫겠지 하고 대수롭지 않게 여길 수 있다. 그러나 와상환자는 늘 침대에 누워 있는 데다 기저귀를 차 피부에 습기가 많고 이불을 덮고 있어 통풍이 안 돼 세균 번식에 최적의 조건이 될 수밖에 없다. 거기다 소변과 대변의 유독한 성분이 더욱 빠른 속도로 욕창의 상처를 악화시킨다. 욕창이 심한 경우는 손가락이 들어갈 정도로 깊으며 여간해서는 낫지 않아 제거 수술을 받기도 한다.

욕창을 그대로 방치하면 세균이 혈관 속으로 들어가 패혈증을 일으켜 사망할 수도 있으므로 와상 부모를 돌보는 가족은 욕창 예방에도 관심을 두어야 한다. 체위변경 외에 몸을 깨끗하게 자주 닦고 습기를 없애주어야 하며, 용변이 끝난 후에는 기저귀 없이 통풍이 되도록 하고, 침구도 자주 갈아 위생적인 침상 환경을 만들어야 한다.

사회적 역할의 상실

노인이 되면 사회적으로도 변화를 한다. 과거에 아무리 잘나가던 사람도 일에서 물러나거나 일을 줄이게 됨으로써 활동반경이 좁아지고 대인관계의 폭도 줄어든다. 그리하여 퇴직과 동시에 신분의 전락이 일어난다.

사회적 역할의 상실 또는 축소는 심리적 위축과 함께 소득 감소나 무소득으로 이어져 노인은 과거에 저축한 돈이나 연금 또는 자식이 주는 용돈에 의존하여 살게 됨으로써 미래를 불안해한다. 적립해둔 돈을 허물어 살아야 하니 곶감 꼬치에서 곶감을 빼 먹듯 총량이 줄어드는 데 부담감을 느낀다. 혹시 아프기라도 해서 큰 수술을 받고 오래 입원하게 되면 어쩌나 하는 걱정도 크다. 그러다 보니 노후준비를 넉넉히 해둔 노인조차 금전에 예민해지면서 일상생활이 곤란할 정도로 생활비를 아끼는 사람이 생겨난다. 모임을 줄이거나 심지어 지출을 줄이고자 자주 만나던 사람들을 끊기도 한다. 이런 경향이 심해지면 일상생활 전반에 영향을 끼치고 성격까지 변화하여 괴팍한 노인으로 낙인찍히게 된다.

노인이 되어서도 경제적인 어려움 때문에 어쩔 수 없이 일을 계속해야 하는 경우라면 자신에게 냉담한 세상과 자신을 부양하지 않는 자녀에 대해 분노하여 불만 가득한 노인이 되기도 한다. 또 만약 자신의 잘못으로 그런 상황에 처했다고 생각하면 틈날 때마다 지난날의 잘못을 곱씹으며 자책하거나 고민에 빠져 우울증도 온다.

역할의 축소는 단지 사회적 관계뿐 아니라 가족 안에서도 진행된다. 자녀들이 성인의 신분으로 새로운 가정을 이루며 독립하니 부모의 역할은 줄어든다. 자녀가 사회에 진출하여 경제활동을 활발하게 하고 결혼과 출산으로 가구가 확대되면 가족활동의 중심은 자연스럽게 자녀에게로 옮아간다. 그래서 상대적으로 노인은 가족 안에서 관심을 적게 받으며 덜 중요한 인물이 되어 과거에 비해 영향력이 줄어든다. 노인의 입장에서 보면 발언권이 줄고 의사결정 과정에서 자신의 의견이 덜 중요하게 되어 섭섭하고 서운할 수 있다. 어떤 사람은 남편이 운전할 때는 자신이 앞의 조수석에 타고 아들이 뒷자리에 탔다고 한다. 후에 며느리를 본 후 아들이 운전하는 차를 타니 자신이 앉던 조수석에 며느리가 앉고 자신은 뒷자리로 옮겨 앉게 되어 서운했다고 한다. 차의 자리 배열 같은 작은 일에서도 자신의 지위 하락을 느끼는 것이다.

노년기에는 일에서 물러났더라도 이제부터는 자신이 좋아하는 일을 해볼 수 있는 기회라는 긍정적 자세가 필요하다. 비록 사회와 가족 안에서의 역할과 지위는 축소되었을지 몰라도 자신의 잠재력이나 능력을 펼쳐 자아실현을 할 좋은 기회이니만큼 부모가 여가시간을 건설적이고 유용하게 보낼 수 있도록 가족이 함께 고민하고 좋은 정보를 제공하여 구체적인 계획을 세우는 데 도움을 주면 좋을 것이다.

인간관계의 중요성

인간은 사회적 동물인지라 다른 사람들과의 교류가 중요하다. 인간관계의 기본 단위라 할 수 있는 가족과 친밀한 유대관계가 성립되어 있다고 하더라도 소위 '남'이라고 불리는 친구, 이웃, 일이나 활동을 함께 하는 동료들과의 인간관계도 그 못지않게 중요하다. 노인 혼자 살거나 노인 부부만 사는 비율이 가족과 동거하는 비율을 넘어선 상황에서 우리는 타인과의 관계가 어떤 의미를 가지는지를 다시 한 번 생각해볼 필요가 있다.

노령과 질병은 정상적인 인간관계를 변형시킨다. 외출이 힘들어지면 처음에는 친구들이 멀어지고, 다음에는 친척들의 발길이 뜸해진다. 그래서 오랜 기간 투병생활을 하는 노인들은 대부분 직계 가족만이 남아 있을 뿐 방문객이 없어 외롭다. 그런데 인간은 타인과 교류를 하지 않으면 사회로부터 격리되고 단절된 느낌을 받아 우울증이 올 수 있으므로 타인과의 우호적 관계를 유지하는 것이 좋다. 특히 혼자 사는 독거노인들은 타인과의 좋은 관계가 생존을 위해서 필수적이다. 가족이 자주 찾아오지 않는 상황에서 타인과 원만하게 교류하고 그들로부터 인정받으면 삶을 적극적으로 살 용기를 얻을 뿐 아니라 가족이 미처 채워주지 못하는 부분을 타인 속에서 발견하고 안정을 찾기도 한다. 즉 타인들이 가족의 빈자리를 일부 보충해줄 수 있다.

필자가 일하는 사무실 인근 공원에는 햇살이 적당한 시점에 휠체어를 타거나 보행보조기를 미는 노인들이 모이는 장소가 있다. 노인들은 형님, 아우라고 나이순으로 서열을 매기고 붕어빵이나 고구마 같은 간식을 나눠 먹으며 정을 나눈다. 과거에 자신이 얼마나 잘나가던 사람인지를 은근히 과시하기도 하지만 서로 든든한 동지 역할도 한다. 팔운동을 평소 10번 하던 사람이 5번만 하면 용기를 내 나머지를 다 채우도록 응원하며, 혹시 그룹 중 한 사람이 안 보이면 아픈 것은 아닌지 안부 전화를 하기도 한다. 그렇게 모이는 노인들의 얼굴은 밝고 병을 이기려는 의지도 강하며 무엇보다도 인지장애가 적다. 이렇게 다른 사람들과 잘 어울리는 노인들은 또래 평균에 비해 건강하며 스스로도 건강하다고 자부하는데, 이런 긍정적 생각은 면역강화에도 큰 도움이 되는 것으로 알려져 있다.

반면 외부인을 경계하고 어울리지 않으려는 사람도 있다. 극도의 배타성으로 가족 외에는 얼굴조차 보려 하지 않는데, 이들의 특징은 활동이 집 안으로 국한되어 있으며 가족에게 집착하고, 우울증이 심하거나 치매 등의 정신신경질환을 갖고 있는 사람이 많다는 것이다. 병이 났다 하여 집에만 칩거하지는 말자. 몸에 장애가 생겼다 할지라도 다른 사람들과 어울리며 정상적인 인간관계를 영위하려는 적극적인 노력이 병을 이기는 길이기도 하다.

심리정서적 변화

노인이 되면 강약의 차이는 있지만 공통적으로 누구나 신체적 감퇴 현상을 겪는데, 이를 정상노화라고 한다. 노안이 와 바늘귀에 실을 못 넣는다든지, 근력이 약해져 무거운 물건을 들어 나르는 것에 자신이 없는 정도는 또래 친구들 역시 비슷한 현상을 겪고 있으므로, 노인은 자신을 정상인의 범주에 넣고 자연스럽게 노년기 변화를 수용하고 적응한다. 대응책으로 돋보기를 쓰고 바늘에 실을 꿰고, 무거운 물건은 조금씩 여러 번 나눠서 운반하는 방식을 택하면서 별 갈등 없이 어려움을 극복한다. 그러다 또 다른 애로사항이 추가되어도 대부분의 사람들은 그럭저럭 또 별 탈 없이 주변인들과 어울려 살아간다. 불편사항이 몇 개 더 추가된다고 해도 삶에 결정적인 영향을 받지 않기 때문이다. 하지만 이렇게 잘 살았던 노인도 신체기능이 현저히 저하되거나 인지에 장애가 발생하면 심리와 정서에 변화가 생긴다. 같은 상황인데도 과거에 비해 노여워하거나 서러워한다.

심리정서적 변화를 유발하는 스트레스 요인으로는 직업에서의 은퇴와 수입 감소, 가족이나 친구의 사망으로 인한 이별 경험, 질병, 신체기능 저하 등 다양하며, 이런 스트레스를 견디지 못하면 술이나 약 같은 것에 의존하여 중독이 되기도 한다.

노년기에 나타나는 주요한 심리정서적 변화로는 우선 우울증 경향의 증가를 들 수 있다. 노년기에는 질병, 경제 사정의 악화, 외로움, 일상생활을 스스로의 힘으로 통제하지 못하는 데서 오는 절망감, 지나온 세월에 대한 회한 등으로 우울증이 확연히 증가한다. 어떤 문제에 부딪치면 스스로의 힘으로 적극적, 능동적으로 해결하기보다 다른 사람의 도움을 받아 해결하려는 수동성도 증가한다. 일상생활을 스스로의 힘으로 해내지 못한다든지 무기력을 느끼면 자신감을 잃고 다른 사람에게 의지하고자 하는 의존성이 높아지고, 중요한 결정에서 소신껏 하기보다 다른 사람의 말에 잘 흔들린다. 그러면서도 타인의 의견과 조언을 잘 받아들이지 못하는 사고의 경직성 현상도 나타난다. 죽음을 가까이 느껴 지나온 삶을 되돌아보며 회한에 잠기는 회상의 시간이 늘어난다. 시력, 청력 등의 감각능력이 저하되고 신체기능이 떨어짐에 따라 사고를 피하려 조심성이 증가한다. 자녀에게 유산을 남기려 집착하기도 하며, 성 역할이 변화하여 남성은 애정, 동정심이 늘고, 반면 여성은 공격성, 권위주의적 태도가 증가하여 양성 간 차이가 줄어드는 현상을 보이기도 한다.

예측 불가능한 노인의 반응

'예측 가능함'은 인간관계에서 중요하다. 어떤 문제에 있어 상대가 어떤 반응을 보일지 어느 정도 예상할 수 있을 때 우리는 그 상황에 맞는 준비를 할 수 있기 때문이다. 그러나 노인은 젊었을 때와 다른 반응을 보이거나 보통 사람이 보이는 일반적 반응과 다른 반응을 보이는 경우가 많다.

우선 감정조절이 잘 안 된다. 별것 아닌 일에 서운해하거나 분노하며, 한번 이런 감정 상태에 빠지면 잘 헤쳐나오지 못하여 흥분이 오래간다. 본인을 화나게 한 사람에 대한 분노를 쉽게 삭이지 못하며 상대에 대한 욕을 하거나 거친 말을 하여 풀고자 하기도 한다. 자식에게 한 요구가 제때 처리되지 않으면 자식이 자신을 무시했다고 생각하고 분노하기도 한다. 가족 내에서 자신의 요구가 제대로 반영되지 않는다고 생각하면 자존심에 상처를 받는데, 이런 이유로 가출을 하는 사람도 있다.

대화를 할 때 보통 사람들은 상대의 감정을 고려하여 가능하면 기분 상하지 않게 하려고 노력하지만 노인은 그런 배려가 적다. 무뚝뚝하게 직선적으로 말하여 무안을 주는 경우가 많은데,

자신의 말로 상대가 기분 나쁠 수 있다는 것에 별반 관심을 두지 않는다. 상대의 반응이나 감정보다 본인이 하고 싶은 말을 하고 자신의 기분이 풀리는 것을 더 중요하게 생각한다. 그리고 보편적으로 말이 많다. 끊임없이 무엇인가 말하고자 하며 충분히 말을 했음에도 만족하지 않고 같은 이야기를 계속 반복한다. 말하기에 대한 욕구가 일반 성인에 비해 강렬하고 쉽게 채워지지 않는 특성이 있다.

집착도 심하다. 어떤 한 가지에 '꽂히면' 포기하지 않아 결국 그것이 생활방식의 일부가 되기도 한다. 돈은 물론이고 물, 전기 절약이 지나치기도 하고, 음식이나 빨래의 청결에 과도한 관심을 쏟기도 한다. 일상생활 중 어느 한 가지가 중요하다고 생각하면 그것에 집착하여 누구의 말도 듣지 않고 자신이 옳다고 생각하는 방식을 고집하여 다른 가족과 충돌을 빚기도 한다. 또 걱정도 많다. 가족들에게 무슨 일이 일어나는지를 모두 알고자 하며 안 후에는 마치 자신에게 그 일이 일어난 것처럼 고민하며 잠을 못 이루기도 한다. 이렇게 반응이 과도하다 보니 가족은 부담을 느끼고 피곤하여 어떤 일이 일어나도 그런 내용을 숨기거나 축소해서 이야기하기도 한다. 그러나 이러한 현상은 앞에서도 언급하였듯 노인이 가족을 괴롭히려고 작정해서가 아니며 스스로 의도해서 그런 것도 아니다. 신체노화로 인해, 아니면 여러 요인으로 발생하는 인지기능의 장애로 인해 그럴 수 있으므로 가족의 이해가 필요하다.

노인에게 감정조절이 중요한 이유

어느 연령대나 그렇듯 인간에게 정신적 안정은 대단히 중요하다. 가족 및 주위 사람들과 좋은 인간관계를 맺고 인정을 받을 때 사람은 편안하고 안정되며 행복을 느껴 삶의 만족도가 높아진다. 노인에게 있어 이런 만족감은 다른 사람들과 어울려 조화롭게 살도록 하며 후회 없이 생을 마무리할 수 있는 여유를 준다.

어린이들을 보면 부모가 잘 돌봐줄 때 자신이 사랑받고 있음을 확신하면서 부모와 일차적으로 신뢰와 애정의 관계를 형성하고 그것을 기반으로 타인과의 인간관계를 확대해나간다. 청소년 시기에는 친구들과 좋은 관계를 맺고, 성인이 되어서는 사회에서 만나는 사람들과 또 우호적인 관계를 쌓아간다.

노인 역시 살아오는 동안 가장 친근한 관계인 가족과 친척들 외에 친구들이 있고 또 다른 계기로 알게 된 사람들이 있다. 노인은 자신을 둘러싼 이들과 어떤 관계를 유지하느냐에 따라 외로울 수도 행복할 수도 있다. 선행 연구들을 보면 노인은 감정조절 능력이 우수할수록, 사회적 지지가 두터울수록 삶의 만족도가 높다고 한다. 거꾸로 풀어보면 삶의 만족도를 높이기 위해서는 자신의 감정을 잘 조절할 수 있어야 하고, 친구나 지인들로부터 인정과 관심을 받아야 한다는 의미이다. 감정조절에 성공한 노인은 자기 자신을 믿고 긍지를 가지며 자신에게 부족하거나 필요한 부분은 보충하려고 적극 노력한다. 결과적으로 이들은 가족이나 타인과 건강한 관계를 유지한다.

어느 연령대나 사람과의 관계에서 감정조절은 선택이 아닌 필수이다. 노화나 질병으로 심리적으로 예민해지고 감정기복이 심해지는 노년기에는 자칫 감정조절에 어려움을 겪을 수 있으므로 노인이 심리적으로 안정되도록 주위 사람들의 도움이 필요하며 또 노인 스스로도 그렇게 되기 위해 노력해야 한다. 우선 노인에게 자주 감사와 사랑을 표현하자. 또한 억눌린 감정이 없도록 표현의 기회를 주고 이를 관심 있게 들어주며 적절한 반응을 보여야 한다. 그리고 노인은 감정을 조절하기 위해 취미나 교육 또는 자원봉사 등 좋아하는 프로그램 등에 참여하여 부정적 감정을 해소할 기회를 찾아야 한다. 외부 활동을 통해 즐거움을 느끼면 관심이 분산됨으로써 가족이나 가까운 주위 사람들을 향한 불만이 누그러지는 효과가 있다. 복지관에서는 노인들을 대상으로 다양한 교양, 취미, 교육 프로그램을 운영하며, 독서나 일기쓰기 등의 지적 활동은 긴장과 스트레스를 줄이고 치매도 예방하는 것으로 알려져 있다.

부모가 편안하고 행복하면 나머지 가족 역시 행복할 것이다. 온화하고 따뜻한 부모의 영향으로 가족은 의견의 차이를 좁혀 조화를 이루고 갈등을 줄이려 노력할 것이기 때문이다. 그러니 가족 전체의 행복을 위해서라도 나이 든 부모를 이해하고 행복할 수 있게 도와드릴 필요가 있다.

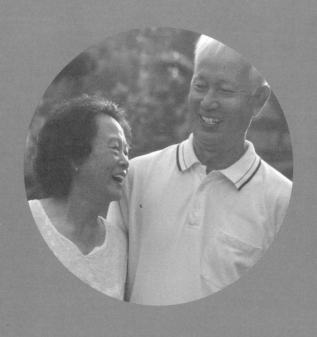

노인이 된 내 부모님을
어떻게 하면 건강하게 모실 수 있을까.
노인이 된 나는,
어떻게 해야 건강하고 이상적인 노년을 보낼 수 있을까.

3

건강한 노인 되는 법

늘어난 수명이 축복이냐 재앙이냐를 두고 논의가 분분하지만 대부분의 사람들이 오래 살기 위해 갖은 노력을 하는 것을 보면 개인에게 있어 장수는 축복에 더 가까운 것 같다. 하지만 상황에 따라서는 재앙이 될 소지가 충분한 만큼 이에 대한 대비가 필요하다.

과거에 노인은 가족과 사회에서, 존재하는 것만으로 이미 충분한 존경과 존중을 받았다. '부모 봉양'이란 동방예의지국을 표방하던 우리 민족의 혼과도 일맥상통하는 것으로서 '효도'는 굳이 부모가 자식을 앉혀놓고 교육을 시키지 않아도 누구나 다 인정하고 당연하게 받아들이던 고상한 가치였다. 그래서 사람들은 내 부모를 내 손으로 모시고 그에 대한 보답으로 자손으로부터 수발을 받는 방식으로 삶을 이어갔다. 하지만 지금은 가치관의 변화로 '효'는 퇴색되었으며 사회는 노인들에게 자립을 요구하고 있다.

노년을 행복하게 보내기 위해서는 경제적인 준비도 필요하지만 건강해야 하고, 정신적으로 안정되어야 하며, 그에 못지않게 사회활동도 중요하다. 자립이란 이러한 요건들이 잘 갖춰져 있을 때 가능하며 이럴 때에 노인은 행복하다. 하지만 노인은 연령이 많아질수록 약점도 늘어 생애 어느 시기보다 위험에 노출될 가능성이 높으므로 이에 대한 적극적 대비가 필요하다. 건강을 유지하기 위해 노력하고, 주거환경을 안전하게 정비하며, 사회 내 존재하는 자원들에 대한 정보를 수집하여 활용하려는 적극적 태도도 중요하다.

의사와 자주 상담하자

노인은 질병에 취약하다. 이는 건강보험공단의 '2014년 노인실태조사' 결과에도 잘 나타나 있다. 노인 10명 중 7명이 2개 이상의 만성질환을 앓고 있으며, 10명 중 3명 이상이 우울증, 인지기능 저하의 증상을 보이고 있다. 보유 질병 중 만성질환이 90%이고,

1인당 평균 2.6개의 만성질환으로 고생하고 있으며, 구체적인 병명은 고혈압, 관절염, 당뇨병의 순이었다. 그리고 월평균 7만 원 이상을 의료비로 지출하고 있다.

노인은 이와 같이 여러 만성질환을 보유하고 있는 것 외에 노화가 진행됨에 따라 건강이 악화될 위험성도 높다. 노인은 기력이 쇠퇴하고 면역력이 저하되어 새로운 병에 걸릴 가능성이 높고, 병에 걸리면 잘 안 낫고 오래가며 합병증이 잘 생긴다. 젊은 연령층에게는 어렵지 않게 회복되는 병으로 알려진 폐렴 같은 병으로도 사망에 이를 수 있으며, 척추수술이나 고관절 부위 수술 후에는 정상으로 회복하지 못하고 다시 걷지 못하는 와상환자가 될 가능성도 있다. 또 뇌질환이나 치매 같은 질병으로 인지기능에 문제가 생길 수도 있어 자주 의사를 찾아 건강관리를 해야 한다. 생애 어느 때보다 의사의 도움이 필요한 시기이다.

그러나 지금 노인세대 중에는 경제적 어려움을 겪는 사람들이 적지 않다. 효(孝) 의식이 약화되고 가족체계가 변화한 가운데 자식들과 떨어져 살면서 정부에서 지급하는 기초연금과 자식들이 간간이 주는 적은 용돈에 의지해 사는 사람들이 대부분이다. 이렇게 수입이 적으니 매달 약값과 기본 생활비 충당하기에도 벅차 아파도 의사를 찾지 않는다. 그렇게 되면 결국 병을 키우게 되어 중환자가 되어서야 의사를 만나러 가니 오랜 투병생활로 고통이 따르고 회복도 더디다.

먹는 약이 많고 기력도 떨어진 노인은 주치의를 두고 자주 상담하여 건강관리를 하자. 노년기에는 몸에 병이 나면 일상생활을 타인의 손에 의지할 확률이 높으므로 평소 건강관리를 잘해야 오랫동안 독립적이고 자유로운 삶을 유지할 수 있다. 질병이 생기면 삶의 질이 저하되는 것 외에 큰 지출이 발생하여 가계를 위협할 수도 있으므로 평소의 꾸준한 건강관리가 경제적으로도 유리하다.

약을 처방받은 뒤에는 부작용이 있는지도 잘 관찰해야 한다. 여러 종류의 약을 장기간 복용하는 노인들은 약물로 인한 부작용을 겪을 수 있고 특히 어지럼증이나 졸리는 증상 등으로 낙상의 위험이 커진다. 만약 구토, 어지럼증 등의 부작용이 나타나면 다른 약으로 교체 가능한지 의사와 상담해야 한다. 특히 노년층에게 많이 처방되는 신경정신과 약은 졸리게 하거나 어지럼증을 유발할 수 있으므로 꼭 관찰이 필요하다. 평소에 노인이 그런 이상증세나 이상행동을 보이면 메모를 했다가 의사와 상담하면 좋을 것이다. 노년기는 의사와 친해야 할 시기이다.

낙상은 질병 못지않게 무섭다

노인들의 걸음걸이를 관찰하면 몸은 전체적으로 앞으로 구부정하게 굽은 상태에서 발을 끌면서 걷고, 보폭이 작으며 불안정하다. 발을 높이 들지 못하고 바닥에 거의 붙은 상태로 발걸음을 내딛으니 돌멩이나 평편하지 않은 도로, 문턱에 걸려 잘 넘어

진다. 다리를 보면 양 무릎 사이가 벌어져 체중을 받쳐주는 힘
이 저하되었고 거기다 관절마저 부드럽지 않고 몸의 유연성이 떨
어져 넘어지면 골절상을 입는 경우가 흔하다. 자리에서 일어났을
때 머리가 핑 돌아 어지럽거나 갑자기 다리에 힘이 풀려 고꾸라
지는 경우도 잦다. 이런 경우 젊었을 적엔 재빨리 몸의 균형을 잡
는 순발력을 발휘하지만 노인에게는 그런 대처 능력을 기대하기
힘들다.

어찌 보면 질병 못지않게 무서운 것이 낙상이다. 노인에게 낙상
은 골절로 이어지는 지름길이다. 그로 인해 출혈이 일어나고 치료
하는 동안 합병증이 생기기도 한다. 퇴원을 해도 오랫동안 누워
있었던 탓에 근육이 빠져 잘 걷지 못하기 때문에 일상생활이 원
만하지 않으며, 한번 낙상을 경험한 사람은 재차 낙상할 확률이
높아진다. 또 65세 이상으로 낙상하여 수술을 받은 사람들 10명
에 1명은 사망할 만큼 사망률도 높다.

낙상으로 입원한 노인 중에는 고관절 부위 수술 환자가 많으
며, 넘어질 때의 충격으로 척추뼈가 부러지거나 주저앉기도 한다.
다리와 엉덩이를 이어주는 부분, 소위 고관절이라 불리는 부위는
단단함에도 불구하고 노인의 경우 근육의 소실과 뼈의 약화로
넘어질 때 충격을 받아 부러지는 경우가 잦다. 그 결과 인공뼈로
치환수술을 받기도 하는데 수술 후 영영 일어나지 못하여 와상
환자가 되기도 하며, 또 고령이 되어 큰 수술을 하면 후유증으로
사람을 몰라보다 치매로 이어지기도 한다. 둥근 뼈가 층층이 쌓

인 형태의 척추는 뼈의 소실이 진행되면서 약해져 조금만 넘어져도 충격으로 부러지기도 하고 뼈의 일부가 부서지거나 주저앉는 압박골절이 일어나기도 한다.

통계를 보면 65세 이상의 3명 중 1명은 1년에 최소 1번 이상 넘어지는 것으로 나타나며, 80세 이상은 절반이 낙상을 한다. 낙상을 한다고 다 뼈가 부러지는 골절로 이어지지는 않지만 10% 정도가 골절이 되며, 낙상으로 이가 부러지거나 뇌진탕을 입기도 하고, 낙상을 하면서 여기저기 계속 부딪치다 보면 지속적으로 충격이 누적되어 결국 못 걷게 되기도 한다. 낙상으로 인하여 스스로 일상생활을 유지하기가 힘들어지면 타인의 도움을 받아야 하는데, 그렇게 되면 노인 스스로 독립적으로 할 수 있는 일이 많지 않아 삶의 질이 현저히 낮아지게 되므로 낙상을 예방하는 것은 대단히 중요하다.

낙상은 50대부터 시작하여 70대에 가장 많이 발생하는데, 노년기에 낙상이 잦은 것은 위에 든 신체적 약점 외에 노인들이 복용하는 약물에도 원인이 있을 수 있다. 노인들은 보유하고 있는 여러 질환을 다스리고자 아침에 일어나서 당뇨약을 먹는 것부터 시작하여 종일 서너 차례 수많은 종류의 약물을 복용한다. 약 중에는 현기증이나 졸림을 유발하는 것도 있고 약들끼리의 화학작용으로 예상치 못한 부작용이 나타날 수도 있다. 어떤 약을 먹기 시작하여 어지럼증이 심해진다면 의사와 상담할 때 그런 정보를 꼭 전달하여 처방에 참고가 되도록 해야 한다.

낙상을 예방하는 가장 좋은 방법은 다리와 발을 자주 운동시켜 근력을 잃지 않는 것이다. 햇볕을 쬐며 자주 걷는 것이 좋고 발가락에 힘을 기르는 것도 도움이 된다. 그리고 참고로 노인을 부를 때는 뒤에서 부르지 말고 앞에서 부르는 것이 좋다. 뒤에서 부를 경우 대답하거나 뒤돌아보려고 몸을 틀다가 균형을 잃어 넘어질 수 있기 때문이다. 몸이 노화되면 균형감각 또한 떨어진다. 머리나 몸을 돌렸을 때 몸의 위치 변화를 인식하는 능력이나 빛에 반응하는 동공의 능력 역시 저하되어 순간적으로 어지럼증을 느끼고 넘어질 수 있다. 노인의 몸은 젊은 사람의 몸과 다르다는 것을 항상 잊지 말아야 한다.

우울증은 치료해야 할 병이다

노인의 우울증은 행복 호르몬으로 알려진 세로토닌이 연령이 높아짐에 따라 원활하게 분비되지 못해서 발생하기도 하고 뇌졸중이나 심혈관 질환 등도 영향을 주는 것으로 알려져 있다. 그밖에 노인이 처해 있는 상황인 빈곤, 질병, 친구나 배우자와의 사별 등 환경적, 심리적 요인도 원인이 될 수 있다.

우울증은 노년기 전반에 걸쳐 증가하는 것으로 나타나는데 질병으로 외출을 못하거나 스스로 일상생활을 해내지 못하여 자존감에 상처를 받고 타인의 도움에 의존해야 하는 수동성에 기인하기도 한다. 현재 생활에 불만이 있는 경우는 과거에 자신이 잘 못 판단하여 지금 이렇게 살고 있다는 후회, 지나온 세월에 대한 원통함, 어떤 잘못에 대한 죄책감이 원인이 되기도 한다.

질병을 보유한 노인들을 보면 병에 걸린 후 시간이 흐름에 따라 점점 외톨이가 된다. 먼저 친구들과의 교류가 끊어지고 친척들도 만나기 힘들어짐에 따라 직계 가족만 남는 경우가 흔하다. 하지만 노인이 필요로 하는 만큼 가족과 시간을 보내며 소통하지 못하는 현실에서는 외로움이 크고 고립감, 단절감을 느끼게 된다. 마치 자신이 인생을 헛되게 산 듯한 느낌을 받아 절망감에 빠지기도 한다.

노년기 우울증은 여러 가지 장애를 초래한다. 일상생활에 관심을 잃거나 무기력해지고 자신이 쓸모없다는 생각에 사로잡힌다. 자기 자신에 대한 관심이 낮아져 목욕하고 씻기 등 개인위생에 신경 쓰지 않고, 식욕 저하로 체중이 감소하며, 신체에 통증이 나타나기도 한다. 불안해하거나 예민해지는 경우는 가족에 집착하거나 가족에 대한 의존성이 증가하기도 한다. 이런 불안정한 심리상태는 기억력 저하, 불면증, 초조, 과거에 대한 집착, 피해망상, 친했던 사람과의 관계 단절 등의 결과를 낳기도 한다. 나타나는 증상이 치매와 흡사하여 치매로 오인되는 경우도 많다.

그런데 노인이 우울증 증상을 보여도 가족은 우울증이라는 생각을 못 하는 경우가 흔하며, 안다 할지라도 치료를 받게 하는 경우가 드물다. 노인이 되어 흔하게 나타나는 현상의 하나로 여겨 대수롭지 않게 생각하거나, 의지로 극복할 수 있다고 생각하고 강인한 의지를 가지도록 다그치기도 한다. 또 어떤 사람은 의사와 상담하기 부끄러운 병이며 일단 약을 먹으면 끊기 어렵고 어쩌면 중독될지도 모른다고 염려하기도 한다. 그런 생각은 선입견에 불과하며 치료를 받지 않으면 더 악화되기만 할 뿐이다.

노인 우울증은 연령이 높을수록, 소득이 낮을수록, 남자보다는 여자가 상대적으로 발병 비율이 더 높은 것으로 나타나며, 가족과 동거하지 않고 혼자 사는 독거노인이 더욱 심하다. 우울증은 일상생활에 지장을 줄 뿐더러 심하면 자살로도 이어질 수 있으므로 꼭 치료해야 한다. 젊은이의 자살은 순간의 충동을 이기지 못해 발생하는 경우가 많은 데 반해 노인은 미리 계획을 세워 차분히 실행에 옮긴다. 또 일단 감행하면 젊은이들과 달리 신체적으로 회복하기 힘들어 결국 자살에 성공할 확률이 높다. 자살이라는 비극은 뒤에 남은 가족에게 충격을 주고 오랫동안 극복하기 힘든 상처를 남기므로 부모가 우울증 증세를 보이면 따뜻한 관심과 함께 치료를 받을 수 있도록 안내해야 할 것이다.

재활치료를 받자

중풍으로 신체 한쪽이 마비되었거나 다른 이유로 걷지 못하게 된 사람들이 갖는 가장 큰 문제 중 하나는 용변이다. 씻겨주고 옷 입히고 밥 먹이는 것까지는 가족이 감당하는데 기저귀를 차게 되면 아무리 부모라 하여도 비위가 상해 용변 처리에 어려움이 크다. 특히 며느리가 시아버지를 돌보거나 아들의 수발을 받는 어머니는 서로 불편할 수밖에 없다. 그래서 아픈 부모를 모시는 가족에게는 화장실 출입 여부가 아주 중요하다. 노인 본인의 입장에서도 화장실 출입을 못하면 자존심에 상처를 받는다.

용변이란 아주 예민한 문제여서 기저귀에는 도저히 볼일을 못 보는 사람이 있고, 기저귀 교환 시 자신의 치부를 다른 사람에게 보여준다는 것으로 괴로워하기도 한다. 그래서 대부분 사람들은 다른 것은 몰라도 화장실 출입은 어떻게든 하려고 애를 쓴다. 이때 조건이 있으니, 다른 사람의 부축을 받아서라도 화장실 출입을 하려면 최소 바닥에 발 디딜 힘은 있어야 한다는 것이다. 관절이 이미 모두 굳어버린 사람은 본인이 아무리 반대해도 어쩔 수 없이 기저귀를 쓸 수밖에 없다.

몸에 일부 마비가 온 상태로 병원에서 퇴원을 하게 되면 관절이 굳지 않게 운동을 시키라는 말을 듣는다. 관절과 근육은 아무리 건장한 사람이라도 안 쓰면 굳고 빠지게 되어 있다. 골절상을 입어 오랫동안 석고붕대를 감았다가 풀었던 사람이라면 이해할 것이다. 젊은이들이 그럴진대 나이 든 노인은 병에서 회복된다 해도 다시 본인의 두 다리로 걷는다는 보장이 없다.

가족 내에서 환자 수발을 드는 사람은 주로 여성인데, 이들은 환자 수발 말고도 가족 전체를 위해 밥 짓고 빨래하는 가사 업무가 있고 자녀를 돌보는 등 그 외의 일도 많아 환자의 운동에만 매진하지 못한다. 또 운동시키는 것이 힘들어서 지속적으로 하기도 어렵다. 결국 환자의 몸에 있는 관절은 서서히 굳어 손과 발, 팔과 다리가 오그라지고 비틀린다. 관절구축이 진행되면 발이 오그라져 땅에 발을 딛지 못하며 스스로 일어나지 못하고 영영 걷지 못하게 된다. 결국 침대에 종일 누워 있는 와상 상태가 되면 자리에서 일어나고 앉고를 일일이 다른 사람 손을 빌려 해야 하므로 수발자는 힘이 들고 지친다. 이런 상황을 예방하려면 적극적으로 재활치료를 받아야 한다. 팔다리가 마비되었거나 잘 걷지 못하는, 이제까지 경험해보지 못했던 새로운 상황에 부딪치면 재활훈련을 통해 이를 극복할 수 있는 방법을 찾아야 한다.

전문적인 재활치료는 국립재활원을 비롯한 재활전문병원들이 전일(종일) 입원, 주간 입원, 통원의 형태로 제공하며 보건소에서도 약식 재활프로그램을 운영하는 곳이 있다. 재활전문병원에서는 의사를 비롯하여 물리치료사 등 전문가들이 환자의 상태에 적합한 운동을 처방하고 지도하여 재활을 돕는다. 그러나 병원 입원 기간이 제한되어 있고 또 마냥 입원해 있을 수 없으므로 어느 시점에는 집으로 퇴원을 하게 된다. 집에서 운동을 시키는 가족이 종종 범하는 잘못은 환자의 신체 상황을 고려하지 않고 무리하게 운동을 시키는 것이다. 가족의 입장에서 하루 빨리 스스로 움직이게 하려는 욕심이 작용하여 과도하게 긴 시간 동안 강도 높은 운동을 하도록 주문하는데, 이는 환자에게 큰 부담이 된다. 그리고 단기간에 집중적으로 운동한다 하여 바로 회복되는 것은 아니므로 무리하지 않는 가벼운 운동부터 시작하여 운동량을 꾸준하게 늘려가는 것이 좋다. 노인 환자의 재활은 장기간에 걸쳐 지속적으로 해야 하는 과제이므로 노인과 가족, 양자에게 모두 인내심을 요구한다.

뇌경색으로 팔다리를 못 써서 다시 일어나 걸으리라고 생각하지 못했던 와상환자가 재활치료를 통해 화장실 출입이 가능해진 경우, 관절염으로 오랫동안 못 걸었던 분이 꾸준히 운동하고 걷기 연습을 한 덕에 화장실 출입이 가능하고 식탁에서 가족과 함께 식사를 하게 된 경우를 보면서 재활치료의 효과와 인간의 의지에 놀라움을 경험하곤 한다. 여기에는 물론 가족의 지원이 필수적이다. 해낼 수 있을 것이라 응원하며 재활치료의 기회를 제공하면 노인 환자는 가족의 기대에 부응하고자 열심히 마음을 다잡는다.

적극적으로 치매 관리를 하자

사람들이 가장 걸리지 말았으면 하고 바라는 병이 암, 치매인 것 같다. 그중 치매는 종국에 사랑하는 사람들마저 기억 속에서 지워버리는 탓에 모두들 두려워한다. 이렇게 무서운 병, 치매를 제대로 알리자는 취지에서 신문에서는 시리즈로 치매에 관한 정보를 제공하고, 이를 소재로 한 영화나 연극도 많이 제작되었다. 덕분에 과거 단순히 나이가 들어 나타나는 이상한 현상쯤으로 생각하여 '노망'으로 불리던 치매는 사람들에게 하나의 질병으로 확고하게 인식되었고 그에 따라 적극적으로 치료를 받는 사람들도 늘었다. 더 나아가 최근에는 위협적이고 부정적이며 심지어 파괴적인 느낌까지 주는 치매라는 단어 대신 '인지기능장애'나 '기억장애' 등으로 부르자는 움직임도 일고 있다.

어떤 단어로 치매 보유자를 일컫든, 이들은 크고 작은 많은 문제행동들을 일으키기 때문에 이들을 돌보는 것은 결코 쉬운 일이 아니다. 과거 집 안에서 발생한 환자의 수발을 전적으로 도맡아야 했던 여성들이 지금은 사회활동을 왕성하게 하는 데다, 설혹 사회활동을 하지 않는다 할지라도 단지 여성이라는 이유로 부모 수발을 강요할 수는 없으므로 자연스럽게 사회와 국가가 개인과 연대하여 책임을 나눠야 한다는 목소리가 높아졌다. 더욱이 세계 어느 나라와 비교할 수 없이 빠르게 진행되는 고령화에도 대비해야 하기에 2008년 7월부터 사회보험 형태로 노인장기요양보험제도가 시행되어 치매를 포함한 노인성 질병 보유자들을 지원하고 있으며, 보건소 차원의 치매지원센터 등이 설립되어 환자와 가족을 지원하고 있다.(189쪽 부록 참조)

세계적으로 노인 인구의 10% 정도가 치매환자인 것으로 나타나며, 80대 노인의 절반 가까이가 인지기능이 저하되어 있거나 치매환자이며 연령이 높아질수록 치매에 걸릴 위험은 높아진다. 처음에는 깜박깜박 기억을 잊어버리다가 나중에는 가족도 몰라보고 바싹 마른 채 세상을 뜬다. 치매는 사람마다 보이는 증상이 다르고, 초기에는 어떤 때는 정상인 것 같고 또 어떤 때는 아닌 것 같기 때문에 늦게 발견하기도 한다. 마치 전기회로가 끊어졌다 이어졌다 하면서 불이 반짝 들어왔다 나갔다 하는 것과 같아 어떤 때는 완전히 정상처럼 보이기도 한다.

치매환자를 돌보는 가족이 힘들어하는 증상은 급격한 성격변화, 배회, 폭력성, 무감동, 이상(異常) 배설행동 등 다양하다. 성격이 온순했던 사람이 욕을 하고 주먹과 발을 휘두르거나, 대소변 처리를 못하며, 식탐이 많아지거나 아예 식욕이 없어지기도 하고, 씻기를 거부하기도 한다. 해가 질 무렵에는 지금 사는 집이 자신의 집이 아니라고 생각하고 기억 속의 집을 찾으러 나서는 사람들도 있는데, 생각보다 멀리서 찾는다. 정상인은 어느 장소로 가다가도 찾는 곳이 아니다 싶으면 뒤로 돌아 원점으로 돌아와 다른 길을 가보기도 하지만 치매환자는 방향과 지형지물을 판단하는 지남력이 떨어져 무조건 앞으로만 나아가기 때문이다. 잘못 가고 있으면서도 잘못이라는 생각을 못하는 것이다. 똑같은 말을 반복하기도 하고, 약 먹기나 밥 먹기, 말하기도 못하게 된다. 또 타인의 말과 행동에 반응이 없는 사람도 있다. 이런 다양한 증상 외에 일상생활에서 과거에 잘 쓰던 물건을 제대로 활용하지 못하는 경우가 있다. 예를 들어 TV 리모컨을 어떻게 쓰는지, 밥솥 뚜껑을 어떻게 여는지, 용변 후 물을 어떻게 내리는지, 세수를 해야 하는데 물을 어떻게 트는지 모른다. 신문은 열심히 읽는 것 같은 데 무슨 내용인지 이해하지 못하며 심지어 인간이 생존하는 데 꼭 필요한 음식을 앞에 두고도 먹어야 한다는 것을 모르며 떠먹여줘도 씹고 삼키지를 못한다.

치매환자는 의료비 지출이 크기에 가계에 부담을 준다. 의료비 지출은 정상적인 노인이 평균적으로 지출하는 의료비의 네다섯 배에 달하며 중등도 이상이 되면 혼자서 일상생활이 힘들어져 간병이나 수발을 해줄 사람을 고용하는 경우가 많은데 그 비용 또한 적지 않다. 그래서 초기에 발견하는 것이 대단히 중요하다. 그러나 가족은 부모가 보이는 증상에 대해 나이가 들어 나타나는 건망증 정도로 관대하게 생각할 수 있고 혹시 뭔가 이상한 점을 발견하여 물으면 노인이 스스로 뭔가 잘못되었다는 것을 알면서도 이를 인정하기 싫어서 화를 내거나 변명으로 은폐하기도 하므로 예리하고 객관적인 관찰이 필요하다.

치매환자는 과거와 다른 행동, 비이성적인 행동, 성격변화로 가족과 마찰을 빚는다. 혼자 사는 노인이 점점 많아지는 지금, 사리분별력이 저하되어 다른 사람들과 다툼을 벌이거나 불이라도 낸다면 법적 문제로까지 발전할 수 있으므로 제때 발견하여 꼭 치료를 받아야 한다.

수많은 치매의 종류 중 혈관성 치매 등은 치료가 가능하며 알츠하이머 치매 등은 회복이 불가능한 치매로 알려져 있다. 인구의 고령화는 우리나라뿐 아니라 세계적인 현상이어서 치매라는 질병에 관심이 높고 환자의 증가에 맞서 치매 의약품에 대한 연구 역시 활발하다. 그 결과 치료는 안 되더라도 문제행동을 통제하고 질병의 진행을 늦추는 약물들이 많이 나와 있다. 가족과 별 탈 없이 생활하는 치매환자들이 있는데 이들 가족의 이야기를 들어보면 초기에 발견하여 치매약물을 복용했다는 공통점이 있다. 치매 초기부터 적정 약물을 복용하면 인지기능의 저하 속도가 완만하여 질병으로 인해 사소한 불편사항은 있을지라도 타인에게 피해를 줄 문제행동은 조절되는 효과가 있다.

치매를 예방하려면 운동을 꾸준히 하고, 봉사활동 등 사회활동과 긍정적인 사고를 많이 하고, 일기 쓰기, 책 읽고 독후감 쓰기, 신문 읽기, 새로운 공부 등 대뇌활동을 적극적으로 하는 것이 좋다고 한다. 건강하고 바른 식사를 하여 영양의 균형을 맞추고 담배와 술은 당연히 끊어야 하겠다. 덧붙여 나이 들면서 증가하는 외로움에 대응하여 친구들, 이웃과 좋은 관계를 유지하는 것에도 신경 써야 한다. 대인 관계가 없거나 외로움을 느끼는 사람은 치매에 더 잘 걸리는 것으로 나타나는 만큼 타인과 우호적 관계를 유지하는 데도 노력해야 한다.

치매는 조기에 발견해 관리하면 개선의 여지가 충분한 병이다. 포기하지 말고 문제행동을 예방하도록 도와드리자. 가족의 노력에 따라 나이 든 부모가 보유한 모든 기능이 일시에 무너질 수도, 천천히 조금씩 상실될 수도 있다. 가족의 치매에 대한 이해, 부모를 보호하고 돌보려는 성숙한 의식, 문제 극복에 대한 의지와 적극적 태도가 필요하다.

영양관리도 중요하다

영양 상태는 질병을 유발하고 악화시킬 수 있으며 반대로 증세를 완화하거나 병의 진행을 늦출 수도 있다. 노인은 음식 섭취 능력, 대사 능력, 체내 흡수율이 모두 저하된 데 반해 각종 질병으로 여러 가지 약물을 복용하는 경우가 많아 인생의 어느 시기보다 적절한 영양공급이 중요하다.

보건복지부 통계를 보면 우리나라의 65세 이상 노인이 3개월 이상 복용하고 있는 약의 평균 개수는 5개가 넘는다. 거기다 의사 처방전 없이 약국에서 자유롭게 사 먹는 약도 많아 실제 복용량은 훨씬 많을 것으로 쉽게 추정된다. 약은 질병을 완화하고 치료하기도 하지만 부작용도 있다. 노인들은 고혈압, 고지혈증, 당뇨병 등 지병이 많아 밥 먹듯 약을 먹는데, 약은 오래 먹을수록 몸 안의 영양분을 배출시켜버리거나 필요한 영양분을 합성하지 못하게 방해한다. 그 결과 비타민이나 미네랄 등 우리의 신체가 정상적으로 작동되는 데 필수적인 영양소들의 체내 흡수율이 현저히 저하되는 만큼 영양섭취에 각별히 관심을 둬야 한다.

여성 노인들과 이야기를 하다 보면 냄비에 음식을 올려놓고 태워서 검댕을 닦느라 힘들었다는 이야기를 자주 듣는다. 음식이 불 위에서 타 냄새가 심하게 나도 맡지 못해서 그런 것이다. 우리가 음식을 보고 군침을 삼키는 것은 과거에 맛있게 먹었던 기억도 작용하지만 음식 자체가 주는 시각적인 유혹, 후각적인 자극도 맛을 돋우고 음식에 대한 관심을 고조시키는 데 일조한다. 그런데 노인이 되어 후각이 둔해지면서 냄새를 잘 못 맡게 되면 음식에 대한 관심이 떨어지는 것은 물론 맛도 예민하게 느끼지 못한다. 거기에 미각까지 나빠지니 정상적인 음식보다는 달고 짠 자극적인 음식이 입맛에 맞고 맛있다고 생각한다. 그래서 노인 중에는 짠 젓갈만 먹거나 꿀이나 단맛이 강한 빵만 먹고자 하는 사람들이 있다.

노인을 모시는 가정은 음식 준비에 힘이 든다. 노인을 위해 국이나 물김치를 마련하고 나물을 무르게 삶고 반찬을 잘게 다지는 수고를 해야 한다. 그뿐인가, 한 번 먹은 음식에 싫증을 내고 더 이상 먹지 않거나, 정성들여 한 음식을 간이 맞지 않는다고 타박하기도 하며, 좋아하는 반찬만 계속 해달라고 요구하면 한숨이 난다. 그래서 노인을 모시는 가정 중 어떤 집은 노인의 떨어진 입맛을 위해 집 음식과는 맛이 다른 식당 음식을 사 가지고 가기도 한다. 평상시 집에서 먹지 않는 음식을 산뜻하게 여기는 탓이다. 집밥이든 외식 음식이든 따지지 말고 노인이 즐겁고 맛있게 먹을 수 있는 쪽으로 준비하여 끼니를 거르지 않고 가능하면 다양한 음식을 고루 섭취하도록 하면 좋을 것이다.

노인을 위한 상차림은 여러 가지를 푸짐하게 차리기보다 밥과 국, 서너 가지의 반찬으로 단순화시키는 것이 좋으며, 시각적으로 끌리도록 하는 것이 유리하다. 특히 치매가 있는 노인은 너무 많은 음식에 혼란스러워하며 무엇을 먹어야 할지 모르고, 시야가 좁아진 노인은 눈앞에 보이는 반찬 한두 가지만 집어 먹기도 한다. 사레가 자주 들리는 노인이라면 맑은 국보다 녹말가루를 약간 풀어 걸쭉하게 만든 국을 차리면 음식물이 기도로 넘어갈 위험이 줄어든다. 노인 중에는 삼키는 데 어려움이 있는 사람도 많다. 이렇게 연하곤란을 겪는 노인이 식사를 할 때는 고개를 숙여 턱을 약간 아래로 향하도록 하면 도움이 된다. 노인 중에는 자리에서 일어나 화장실을 가는 것이 힘들어 물을 안 마시는 사람도 있는데 그렇게 되면 탈수가 일어나거나 몸에 악영향이 생기므로 자주 물을 마실 수 있도록 손 닿는 곳에 물을 놓아주는 배려도 필요하다. 주위가 산만하고 시끄러우면 식사에 전념하기 어려우니 조용하고 편안한 분위기 조성을 위해 TV를 끄거나 음량을 낮추는 것도 잊지 말자.

혼자 사는 노인이라면 자주 방문하여 점검해야 한다. 전화를 걸어 물어보면 식사를 걸렀다 할지라도 먹었다고 대답할 가능성이 크므로 직접 방문하여 냉장고에 든 음식물이 얼마나 줄었는지, 혹시 상한 음식은 없는지, 체중이 줄지는 않았는지 등을 점검해야 한다. 체중 감소는 영양결핍의 증세일 수 있기 때문이다.

사소한 것도 중요하다

우리는 아프면 의사에게 간다. 귀가 아프고 목이 부으면 이비인

후과 의사를, 넘어져 팔이 부러지면 정형외과 의사를 찾는다. 그런데 귀가 잘 안 들리거나 눈이 침침하고 잘 안 보이면? 배가 아프거나 팔이 부러진 것처럼 급하지 않다고 여겨 보청기를 하거나 안경 맞추는 것을 소홀히 하는 사람이 많다. 하지만 이렇게 하찮고 작은 것이 큰 문제를 일으킬 수 있다.

귀가 잘 안 들리면 가족이나 친구와 대화가 어렵다. 대화에 끼기 힘들어지니 자연히 소외감을 느끼게 된다. 무슨 말인지 정확하게 알아듣지 못해 혹시 내 말을 하는 것 아닌가 오해하고 의심하여 다툼이 생길 수 있으며, TV를 크게 틀어놓아 다른 사람에게 방해가 된다. 다른 사람의 말을 듣지 못하거나 대화가 힘들어 말수가 줄어들면 그것에 그치지 않고 뇌기능의 축소로 이어진다. 청각세포의 퇴행으로 유발되는 난청을 방치하면 귀를 통해 들어온 소리를 분석하는 뇌의 청각기능도 함께 저하되어 결국 인지기능에 좋지 않은 영향을 끼치는 것이다. 인체의 각 기관과 세포는 서로 유기적인 관계로서 어느 한 곳이 나빠지면 그 한 곳이 나빠지는 것에 그치지 않고 다른 기관으로까지 연쇄적으로 영향을 끼친다.

전체 노인의 10% 이상이 난청을 가지고 있으며, 발병이 되면 시간이 갈수록 더욱 나빠지고, 연령이 높을수록 난청 비율이 높다. 청력은 나이 들수록 계속 나빠지기만 하므로 평소 귀 관리에도 신경을 써 우울증이나 치매로 연결되지 않도록 할 필요가 있다.

안경을 쓰지 않아 앞이 잘 안 보이면 물건에 부딪치거나 넘어져 골절상이나 뇌진탕을 입기 쉽다. 몸의 유연성이 떨어진 데다 상황에 대한 대응능력도 떨어지기 때문이다. 당뇨병을 가진 사람은 당뇨 합병증으로 시력을 잃는 경우가 있고 연령이 많아질수록 녹내장 발생 비율도 높아지니 정기적으로 안과도 들러야 한다. 백내장이나 안과 질환으로 시력이 떨어지면 안 보이는 쪽 반찬을 못 먹기도 하니 건강한 식생활을 위해서도 정기적인 눈 검사가 꼭 필요하다.

치과도 정기적으로 들러 관리해야 한다. 음식을 씹는 힘이 약해지고 씹는 횟수가 줄면 인지기능이 저하되는 결과로 이어질 만큼 치아는 뇌의 활동과 연관이 크다. 이가 부실해 제대로 씹지 못하면 음식 섭취에 지장이 있어 영양에도 문제가 생기게 된다. 영양의 문제는 다시 면역력 약화와 질병으로 이어지므로 평소 이 관리에도 관심을 두어야 한다. 노인들의 식사를 관찰하면 덜그럭거리는 소리가 나는 경우가 있는데, 나이가 들어감에 따라 잇몸에 변형이 일어나 착용하던 틀니가 맞지 않아 나는 소리이다. 틀니가 맞지 않으면 잇몸이 아파 씹기 어려워 음식을 안 먹으려 한다.

덧붙여 독감 예방주사나 다른 예방접종은 몸 상태가 좋을 때 맞는 것이 좋다. 몸 상태가 좋지 않으면 앓거나 고생할 수 있다.

젊었을 때는 문제가 되지 않던 것들이 노년기에 들어서는 심각한 문제가 되거나 큰 사고로 이어질 수 있다. 건강검진 같은 예방의학이 중요하듯 생활에 지장을 초래할 수 있는 것들을 점검해 미리 조치를 취하는 예방생활이 노년기에는 중요하다. '나이 앞에서 장사 없다'는 말은 진리이다. 몸이 노화된다는 것을 인정하고 신체적 약점이 생기면 사소한 것이라 생각하여 무시하지 말고 바로 조치를 취해 큰 사고로 이어지지 않도록 하는 지혜로움이 필요하다.

안전한 집을 만들자

노년기에 접어들면 신체기능이 저하된다. 눈이 잘 안 보이고, 청력과 냄새 맡는 후각 능력도 떨어지는 등 인간의 오감이 다 저하된다. 그러다 보니 사고가 많이 나 생애 어느 때보다 안전한 주거환경이 필요하다. 하지만 현실은 반대이다. 오히려 주거환경이 나쁜 곳에 노인 인구가 밀집되어 있다. 경제적으로 빈곤하니 누구보다 나은 주거환경에서 살아야 할 사람들이 가장 나쁜 곳으로 내몰리는 것이다.

우리는 대부분 내 집에서 편안함을 느끼고 안전하다고 생각하지만 어린이의 경우 사고가 가장 많이 나는 곳이 집이듯 노인 역시 마찬가지로 자신의 집에서 사고를 많이 당한다. 내 집에서 사고가 날 리 없다고 믿고 있다가 뜻밖에 큰 부상을 입는 경우가 많으니 미리 환경을 점검해 안전장치를 하려는 노력이 필요하다.

집 안의 위험요소를 점검해보자. 현관은 바깥출입을 할 때 항상 거치는 곳이다. 바닥에 쌓여 있거나 놓여 있는 신문지, 우산, 신발, 쓰레기 등의 물건을 치우고 사람의 움직임을 감지하는 센

서등을 달아 밝게 조명을 비춰야 한다. 노인의 눈은 어둠에 적응하는 데 시간이 걸리고 사물을 보는 데 있어서 젊었을 적보다 훨씬 더 많은 빛을 필요로 한다. 건강한 60세를 기준으로 망막에 들어오는 빛은 20대의 3분의 1 정도에 불과하니 얼마나 어둠에 적응력이 떨어지는지 짐작할 수 있을 것이다. 또 현관이나 출입구는 눈이나 비가 오면 밖에서 물기가 묻어 들어와 미끄러우므로 이에 대한 대책도 필요하다.

방문 손잡이는 둥그런 공 모양보다는 막대기 형태가 좋다. 손에 힘이 없는 노인은 둥그런 손잡이를 돌려서 열기 힘드니 위아래로 밀어 올리거나 누르면 열리는 일자 막대기 모양이 좋다.

방 안에서는 바닥을 가로지르는 전선에 걸려 넘어지는 경우가 많다. 벽을 따라 전선을 돌려서 정리하거나 여의치 않으면 테이프라도 붙여서 발에 걸리지 않도록 하자. 물건을 뜯거나 파헤치는 증상을 보이는 치매노인의 방에서는 전선을 눈에 보이지 않게 벽속에 매립해야 한다. 중증 치매환자는 위험에 대한 개념이 심하게 저하되어 전선을 뜯다가 불을 내기도 한다.

문턱도 없애야 한다. 노인들은 대부분 걸을 때 발을 높이 들지 않고 끌면서 걷는다. 그러다 보니 문턱에 걸려 넘어지기도 하고 나중에 휠체어를 쓰면 턱을 넘을 때 덜컹거리거나 노인의 몸이 한쪽으로 쏠려 바닥으로 굴러 떨어질 수 있으므로 문턱을 제거하여 방바닥을 평평하게 해야 한다.

주방 가스 불도 조심해야 한다. 불을 켜놓은 채로 외출하거나 잠을 자 화재가 나지 않도록 안전장치가 부착된 조리기를 구입하는 것이 좋다. 후각의 저하로 음식 타는 냄새, 가스 냄새를 잘 맡지 못하여 화재가 날 수 있다는 점을 잊지 말아야 한다. 특히 치매에 걸리면 가스 불을 켜놓았다는 사실 자체를 잊어버리기도 하므로 대단히 위험하다.

화장실은 바닥에 물기가 있을 때가 많아 미끄러지면서 부딪치거나 넘어져 골절상을 입거나 뇌진탕 등이 빈번하게 발생하는 위험한 장소이다. 타일에 미끄럼 방지액을 바르거나 미끄럼 방지 고무판을 깔면 미끄러질 염려가 줄고 넘어졌을 때 고무판이 충격을 흡수하여 사고를 줄일 수 있다. 그리고 벽에 안전손잡이를 설치하면 화장실 출입이 덜 위험해진다. 안전손잡이는 금속이나 플라스틱 재질의 긴 파이프가 벽에 단단하게 부착되어 있는 형태로 몸의 균형을 유지할 수 있도록 도와준다.(64쪽 사진 참조) 걸음걸이가 불편한 노인 중에는 화장실 출입을 하며 몸이 비틀거릴 때 휴지걸이나 세면대를 잡는 경우가 많은데 이들이 벽에서 분리되거나 손이 미끄러져 넘어지는 경우가 있다. 만약 화장실 가는 길이 어둡거나 화장실이 깊어 사고 위험이 높으면 이동변기를 사용하는 것이 안전하다.(61쪽 사진 참조)

요통이 심하거나 보행에 장애가 있는 노인은 주저앉으면 혼자서 일어나기가 어렵다. 어떤 할머니는 화장실을 가다 주저앉았는데 혼자 힘으로 일어나지 못해 가족이 올 때까지 10시간을 기다린 사람도 있었다. 참고로 이런 노인들의 몸은 처져서 무겁고 스스로 땅을 딛고 일어설 힘이 없어 일으키기도 쉽지 않으니 평소 의자나 소파, 침대를 사용하는 것이 일어나고 앉기에 유리하다.

사고가 난 후 회복하려면 시간과 비용이 들고 고통이 따르며 수발하는 가족도 힘들다. 사고가 난 후 후회하기보다 미리 안전한 주거환경을 만드는 것이 경제적이고 안락한 삶을 이어가는 길이다.

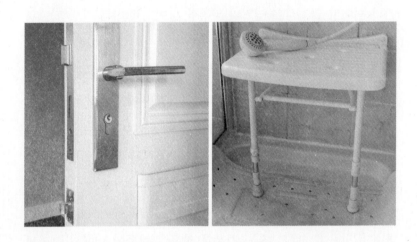

사회에 존재하는 노인복지 자원에 관심을 갖자

현대 국가는 국민이 행복하고 안전하게 살도록 다양한 장치를 한다. 법, 제도를 만들고 좋은 정책을 고안해내는데, 이런 목적에 직접적으로 연관되는 것이 사회복지이다. 사회복지는 인간의 욕구를 충족시키고 사회문제를 해결하려 국가가 주도적으로 행하는 노력인데, 취약계층을 우선적으로 지원하지만 나아가 전체 국민을 대상으로 복지 수요가 있는 곳에 각종 사회복지시설을 설치, 운영하고 서비스나 프로그램을 제공한다.

노인은 장애인, 아동, 여성 등과 함께 취약계층으로 분류된다. 퇴직으로 소득이 낮아져 빈곤의 위험이 있고, 연령이 높아짐에 따라 질병에 걸릴 확률이 높아 특별한 사회적 보호가 필요하다고 판단하기 때문이다. 특히 병을 앓으며 장수하는 노인이 많아짐에 따라 의료비 지출이 급증하고 수발을 필요로 하는 인구가 늘어 우리나라는 독일, 일본의 뒤를 이어 2008년 노인장기요양보험제도를 도입하여 시행하고 있다. 65세 이상 노인이 질병이나 노환 등으로 거동이 불편하거나 65세 미만인 사람이 노인성 질병으로 분류된 질병을 가진 경우는 요양등급을 신청할 수 있다.(189쪽 참조)

노인장기요양등급을 받았다면 요양보호사가 집으로 와 요양과 일상생활을 돕는 방문요양서비스를, 스스로 목욕을 못하거나 가족이 씻기기 어려운 사람은 방문목욕서비스를 받을 수 있다. 이사나 집수리 등으로 단기간 노인이 집을 떠나 있어야 할 때는 단기보호기관을 이용하면 좋고, 집에서 살기 어려운 경우라면 저렴한 비용으로 요양원에 입소할 수 있다. 인지기능이 저하되어 걱정이라면 혼자 있기보다는 낮 시간 동안 공동생활을 통해 자극을 받고 사회성을 잃지 않도록 하는 목적의 주야간보호센터도 있다.

만약 요양등급에서 제외된 등급외자로 분류되었다면 지역사회 차원에서 노인의 안전을 챙겨주는 노인돌봄서비스를 신청할 수 있다. 독거노인을 주 대상으로 하여 안전을 확인하는 노인돌봄기본서비스, 저소득층을 대상으로 간단한 가사 서비스를 제공하는 노인돌봄종합서비스, 저소득 독거노인을 대상으로 소방서와 연계된 독거노인응급안전돌보미서비스 등이 있으며 주민센터나 구청의 노인복지 담당 공무원 또는 사회복지 전담 공무원에게 문의하면 자세한 정보를 얻을 수 있다.

노인 인구가 많아지니 당연히 치매 인구도 늘어난다. 치매는 인지기능이 저하되고 문제행동을 하는 경우가 많아 수발하는 가족이 무척 힘들어하는 병이다. 이 문제에 대처하기 위해 정부는 치매지원센터를 설립하여 치매환자를 발견하고, 치매가 의심되는 경우 연계된 의료 기관에 진료를 의뢰하며, 계속 관리하고, 가족 상담이나 교육을 받을 기회를 제공하고 있다. 노인이 길을 잃을 경우를 대비해 치매인식표를 제작 보급하며, 치매환자가 필요로 하는 치매조호용품을 무료로 지급하고, 치매약을 복용할 경우 약값도 일정액을 보조해준다. 서울은 각 구에 1개소씩 설치되어 있으며, 치매지원센터가 없는 곳에서는 보건소가 이 업무를 한다.

치매환자가 집을 나가 실종될 우려가 있다면 만일의 경우를 대비하여 가까운 경찰서에 지문을 등록해놓을 것을 추천하며, 장기요양등급자인 경우는 배회감지기를 이용하면 집을 나갔을 때 위치를 확인할 수 있다.

사회에 아무리 좋은 제도가 있고 좋은 서비스가 있어도 관심을 가지지 않으면 이용할 수 없다. 노인은 젊은 층에 비해 건강에 위험요소가 많아 예기치 않은 문제에 부딪칠 수 있으므로 노인을 모시는 가정은 평소 이러한 복지정보에 관심을 두고 필요할 때 도움을 받으면 유용하다.

재능기부와 자원봉사를 하자

노년기는 시간이 여유로워지므로 자원봉사를 하기 좋은 때이다. 가족만을 위하던 삶에서 벗어나 다른 사람과 어울려 공유하는 삶을 시작하면 삶이 활기차고 활력을 얻게 된다. 나의 작은 노력으로 누군가가 불편함을 덜거나 행복해진다면 그건 분명 기분 좋은 일이다.

자원봉사활동을 하는 사람들이 공통적으로 하는 말은 남을 돕기 위해 시작했는데 하고 보니 오히려 내가 더 행복하고 만족스럽다는 것이다. 인간은 누구나 남을 돕고 선한 일을 하고자 하는 욕구가 있어 타인에 대한 봉사활동에서 보람과 만족, 성취감을 얻는다. 선(善)을 행한다는 것은 자신보다 타인의 이익을 위해 활동하는 이타적이고 고귀한 활동으로 자아실현 이상의 의미를 부여한다. 그래서 선한 행위의 대표적 활동인 자원봉사로 요즘 유행하는 힐링(healing)의 효과를 보게 되는 것이다.

사회복지시설들은 대부분 후원과 자원봉사를 필요로 한다. 국고지원금이나 자체 수입만으로는 재원이 부족하여 원하는 수준의 사업을 수행하기 힘들기 때문이다. 자원봉사자를 필요로 하는 기관들은 많다. 우리 사회에는 다양한 종류의 어린이, 노인, 장애인 등을 위한 입소시설, 복지관, 주야간보호, 단기보호, 재활시설 등이 존재한다. 자원봉사를 하고자 한다면 지자체, 종교단체, 사회복지법인 등에서 운영하는 자원봉사센터에 소속되어 활동을 할 수도 있고 구청이나 주민센터에 문의해도 안내를 받을 수 있다.

자원봉사활동의 내용은 다양하다. 물품을 정리하거나 안내하는 일, 시설에서 입소자를 돌보고 청소하기, 1 대 1로 인간관계를 맺어 지속적인 관심과 돌봄을 제공하는 멘토 역할, 자신의 경험과 지식을 활용하는 전문적 자원봉사도 있다. 무엇이 되었든 나에게 맞고 내가 할 수 있는 종류의 역할을 찾으면 된다. 그리고 매주 시간 내기가 어려우면 매월 1회만 해도 좋은 자원봉사도 있다.

자원봉사활동은 사회공헌활동이므로 타인의 인정을 받는다. 타인으로부터의 사회적 인정은 스스로의 자존감을 높이고, 삶의 만족도를 증진시키며, 우울증을 해소하는 데에도 긍정적 효과를 낸다. 누군가가 나의 도움을 필요로 한다는 사실 하나로 우리들은 삶에 새로운 의미를 부여할 수 있다.

아니면 우리가 평생 해왔던 익숙한 일을 봉사활동에 연계시킬 방법을 찾아보는 것도 좋을 것이다. 일생을 살아오며 쌓아온 경험과 기술을 사장시키는 것은 개인적으로도 바람직하지 않지만 사회적, 국가적 손실이기도 하다. 일에서는 은퇴했다고 할지라도 우리가 보유한 능력을 활용하면 정신적으로 건강해지고 존경을 받으며 노후생활이 풍요롭게 된다.

사람들과 이야기를 하면 나이와 흰머리가 열등감을 일으킨다고 한다. 나이가 들었다고 열등감을 가질 것까지는 없겠지만 극복하는 좋은 방법은 적극적으로 사는 것이다. 연구결과를 보면 자신의 나이를 의식하지 않고 열심히 사회활동을 하면 실제로 또래에 비해 훨씬 젊고 건강하다고 한다. 나이가 들었다고 해서 어른으로 대접받으려고만 하지 말고 우리가 사회를 위해 무엇을 더 할 수 있는지 생각하면 좋겠다. 부모가 젊고 건강하게 살도록 자원봉사활동에 관한 정보를 드리고 동참을 격려해보자.

말기 노후에 대한 준비도 필요하다

노인들 사이에서 자주 이야기되는 희망사항은 '99세까지 88하게 살다 3일만 앓고 잠자듯이 세상을 뜨는 것'이다. 그렇게 되면 오죽 좋을까만, 현실은 불행하게도 한국인의 경우 약 10년 정도 각종 질병에 시달리다가 세상을 떠나는 것으로 나온다. 오랜 기간 투병생활을 하거나 요양원에 입소하게 되었을 때 우리는 자신의 의사를 충분히, 명료하게 밝힐 수 있을까? 여전히 정신이 맑은 상태라면 치료나 수발에 대해 본인이 희망하는 바를 표현하겠지만 의식이 없거나 치매 같은 병으로 인지기능에 문제가 생기면 아마 불가능할 것이다. 그런 때를 위해 자신의 바람을 미리 적어두면 유용하다. 예를 들어 고령에 몸이 불편해도 계속하여 집에서 살기를 바라는지 아니면 다른 사람으로부터 수발을 받아야 할 시점에 요양원에 입소하는 것을 원하는지, 비용문제는 어떻게 할지, 사망 후 신변정리는 어떻게 할 것이며, 유언장을 작성할 것인지 등에 관한 내용을 미리 정리해두는 것이다.

가족관계가 복잡하여 법정상속 대신 다른 방식의 유산상속을 원하는 사람이라면 유언장을 꼭 작성해야 한다. 유언장 작성을 위해서는 복지관이나 종교기관에서 진행하는 '웰다잉(well-dying)', '유언장 써보기' 등의 프로그램에 참여하여 도움을 받을 수 있으며, 그런 과정에 참여하면 생의 의미를 다시 한 번 진하게 느낄 수 있다.

단순한 생명의 연장보다 마지막 남은 시간을 가족과 보내고 평화로운 죽음을 원하는 사람이라면 무리한 생명연장보다 고통을 완화하는 완화치료나 호스피스 케어에 관한 입장을 밝혀둘 필요가 있다. 또 임종에 달하여 병원에서 행하는 심폐소생술, 인공호흡기 등을 원하지 않는다면 치료에 대한 사전 의사결정인 사전의료의향서 같은 서류를 작성하여 본인의 의사를 명확히 해둬야 한다. 사전의료의향서는 죽음에 임박해 어떤 치료를 받을 것인지 아니면 어떤 치료를 받지 않을지 등을 미리 밝혀두는 서류이다.

나아가 장례에 대한 생각도 정리해둘 필요가 있다. 수의 등 장례물품과 장례 진행 방식, 부고 알림의 여부와 알릴 대상의 범위, 매장 방식, 비용 부담 등에 관해 평소 본인이 원하는 것을 적어놓든지 가족에게 의사표현을 해놓으면 가족은 고인의 의견을 존중해 장례를 집행할 것이다.

바람직한 노후 삶의 방식은 보통 사람처럼 자신의 집에서 계속 사는 것이다. 집에서 살면 내 삶에 대해 스스로 결정권을 행사할 수 있으며, 내가 원하는 생활방식을 유지할 수 있고, 무엇보다도 편안하다. 하지만 가족이 있어도 적절한 돌봄을 받기 힘들거나 혼자 사는 사람이라면 어쩌면 다른 선택을 해야 할 수도 있다. 특별히 아프지는 않지만 의식주에 관련하여 일상생활 관리가 힘들고 귀찮다면 노인복지주택을 생각할 수 있다. 노인복지주택이란 주거에 편리한 시설을 갖추고 이를 임대 또는 분양하여 생활지도, 상담, 안전관리 등 일상생활에 필요한 각종 편의를 제공하는 곳이다. 기업, 대학, 개인 등이 운영하며 비용은 서비스 수준에 따라 차이가 있다. 식사와 청소를 제공하고 지루하지 않게 교육, 친교 프로그램들을 제공하는데, 규모가 큰 곳은 수영장, 게이트볼 같은 운동시설을 갖춘 곳도 있고, 의사가 상주하며 진료를 하기도 한다.

질병으로 거동이 힘들면 앞에서 언급한 노인장기요양보험제도를 이용하자. 거주지 관할 건강보험공단에 요양등급 신청을 하고 등급이 나오면 집에서 방문요양서비스를 받거나 요양원에 입소할 수 있다. 요즘 요양원은 과거와 달리 밝고 쾌적하다. 집처럼 편안하지 않고 사생활 보장이 어렵다는 단점은 있지만 숙련된 간호사나 요양보호사들로부터 적절한 보살핌을 받고, 영양사의 지도로 조리된 위생적이고 영양가 높은 음식을 제공받으며, 노래교실, 미술교실 등의 다양하고 재미있는 취미활동에 참가하며 새로운 친구들을 사귈 수 있다. 가족에게 애착이 강한 사람은 요양원 입소에 저항하지만 적응을 잘하면 집에 혼자 있을 때보다 오히려 건강해져 즐겁게 사는 사람도 많다. 이렇게 요양원 입소를 생각하는 사람이라면 평소 가고 싶은 곳을 알아보고 가족에게 그런 정보를 주면 좋을 것이다.

한국인들은 늙음과 죽음을 대화 주제로 삼기를 꺼린다. 그래서 아직 정상적인 생활을 하는 노인 중에는 가족들과 죽음에 관한 대화를 나누며 미리 준비를 하는 사람이 적다. 이러한 문화에서 자식이 먼저 그런 대화를 시작하기는 어려우니 부모가 먼저 본인이 희망하는 바를 알리는 것이 좋을 것이다.

특히 노인에게 있어 병은 예고 없이 찾아오고 예후를 알 수 없는 경우가 많으므로 여러 상황을 가정하고 그 상황에서 자신이 원하는 것을 미리 기록해두거나 가족에게 분명하게 의사전달을 해둘 필요가 있다. 의식이 또렷하고 맑을 때 나이 들어가면서 부딪칠 여러 상황에 대비하여 자신의 희망사항을 적어두면 수발하는 가족은 부모의 의사를 존중하여 부모가 원하는 방식으로 결정할 것이다. 그렇지 않으면 어떤 상황에 닥쳐 가족은 자신들의 관점에서 최선이라고 생각하는 선택을 할 수밖에 없고, 이는 부모의 희망과 크게 다를 수 있다. 부모가 미리 방향을 제시해놓으면 가족의 입장에서는 의사결정에 대한 부담이 줄어들어 수월해진다.

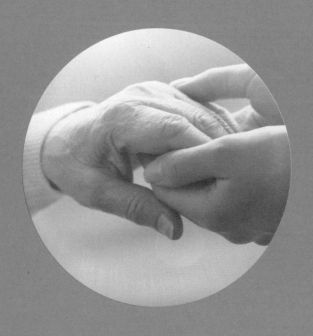

노인이 된 부모의 문제행동이
노화에 따른 것임을 이해하고
어떻게 대처할지를 알아두자.

노인이 된
부모가
나를
힘들게 할 때

—

문제행동과
대처법

노인복지에 종사하다 보니 늘 노인들을 만나고 이들을 수발하는 가족과 이야기를 나누게 된다. 가족들과 이야기를 하면 노인의 몸을 이동시키고 씻기며 용변을 처리하는 신체적 수발도 힘들지만 그 못지않게 모시지 않는 다른 가족의 몰이해도 그들을 지치게 하며, 어떤 상황에 닥쳐 노인이 예상하지 않은 반응을 보일 때 그것을 어떻게 해석해야 할지 몰라 당황스럽다고 입을 모은다. 노인이 보이는 반응이 보통 사람들이 보이는 행동이나 보통 사람들이 상식적인 수준에서 기대하는 반응과 달라 어떻게 대응해야 할지 난감하다는 것이다.

이 장에서는 그러한 노인들의 문제행동 또는 난감한 상황들을 다뤄보고자 한다. 다시 말해 노인들이 흔히 보이고 가족들이 문제라고 생각하는 상황들을 설정하고 그에 대한 대응방법을 소개하고자 한다. 하지만 여기 소개하는 것은 가족이 취할 수 있는 여러 가지 대응방법 중 하나에 불과하며 경우에 따라서는 효과가 없을 수도 있다. 왜냐하면 우리 인간은 각기 다른 성향을 가지고 있고, 성격이 다르며, 살아온 경험 또한 다르고 또 대인관계에 있어 대응하는 방식도 다르기 때문이다. 또 여기 소개된 대응방법이 효과적이었다 할지라도 어느 시점부터는 더 이상 효과가 없어져 다른 방법을 개발해야 할 수도 있다.

어떤 방법을 선택하든 중요한 것은 노화에 대한 이해이다. 노인이 되면서 나타나는 노인의 특성을 이해해야만 부모의 변화를 이해하고 자연스럽게 받아들일 수 있다. 첫 장에서부터 꾸준히 이야기했듯 노인이 보이는 특이한 행동과 반응은 노인 자신의 의지와 상관없이 진행되는 노화의 결과물일 수 있으므로 이런 변화에 대한 따뜻한 이해가 필요하다. 다른 모든 인간관계가 그렇듯 부모도 가족의 이해와 사랑 그리고 배려를 필요로 한다. 우리가 가족을 구성하고 있는 어린이, 청년, 어른들을 소중하게 여기듯 나이 든 부모님 역시 이 세상 어느 누구로도 대체 불가능하며 소중한 사람이다. 이들이 어떤 행동을 하든지 존중하는 마음을 갖고, 이들의 저하되고 약화된 신체기능을 가족이 사랑과 배려하는 마음으로 보완한다면 노인은 가족과 어울려 행복하게 여생을 살아갈 것이 분명하다.

옛날 물건을 못 버리게 해요

우리가 어렸을 적 살던 모습과 지금을 한번 비교해보자. 50대 이상이라면 급속한 경제성장을 거친 우리나라의 전과 후를 비교하고 격세지감을 느낄 것이다. 버스 차장에게 등이 떠밀려 말 그대로 콩나물시루가 된 버스를 타고 학교를 갔는데 지금은 음악을 들으며 나 홀로 자가용을 운전하고 있고, 공중전화기 앞에 동전을 들고 긴 줄을 섰는데 지금은 내 소유의 스마트폰을 쓰고 있다. 손 편지는 언제 썼는지 기억조차 없다. 이메일도 귀찮아서 문자서비스, SNS 등으로 끊임없이 연락을 하며 대용량 자료까지 실시간으로 주고받는 세상이다.

기술의 발달이 우리 생활을 하루가 다르게 변화시키고 있어 젊은 사람들도 때로 새로운 기능을 알고자 친구에게 물어보거나 인터넷을 검색해야 하는 세상인데 나이 든 사람이 이런 변화에 적응하기란 결코 쉽지 않다. 누구나 다 쓰는 전화기 하나만 보더라도 영어가 섞인 새로운 용어들은 그 자체가 알아듣기 어려울 뿐 아니라 기능을 배워도 금세 잊어버리며, 기계 안에는 웬 버튼이 그리 많은지 이것을 누르고 저것을 눌러봐도 자식 전화번호를 찾아 통화 한 번 하기가 쉽지 않다.

그에 반해 옛 물건들은 익숙하며 쓰는 데 지장이 없어 부담이 없다. 게다가 추억까지 담겨 있다. '이 서랍장은 친정아버지가 시집가서 잘 살라고 해주신 것이고, 이 코트는 남편이 세상 떠나기 전 생일선물로 사준 것이다……. 그때가 좋았어. 집에 손님도 많이 오고…….' 옛 물건을 보면 과거의 좋았던 시절, 한창때 시절이 떠올라 기분이 좋아지므로 버리고 싶지 않다. 나이가 들어가면서 친구들이 하나, 둘 병석에 눕거나 세상을 뜨기도 하니 울적하고 서글픈 마음이 들지만 옛 물건을 보면 위로가 된다. '세상이 변하고 친구들이 나를 떠나도 너는 나를 지켜주는구나. 고맙다.' 그래서 노인은 그런 물건들 속에서 안정감을 얻는다.

가족이 볼 때는 낡고 유행에 뒤떨어져 1순위로 버리고 싶을 수 있지만 노인이 아끼는 오래된 물건에는 그런 아련한 추억이 서려 있을 수 있으니 정리를 하기 전 먼저 부모와 상의하는 게 좋다.

자꾸 약을 달라고 하네요

젊은이들은 병이 나면 한 가지 질병으로 진단을 받지만 노인들은 여러 가지 질병을 가지고 있는 경우가 많다. 고지혈증, 고혈압, 당뇨, 관절염은 흔하게 가지고 있고 치매도 많으며 남성은 전립선염 같은 병도 드물지 않다. 중풍으로 몸 한쪽이 마비되거나 파킨슨병이 심해 뒤틀린 채 굳어버린 경우도 있고 그렇지 않다 하더라도 다리가 붓고 아파서 바닥에 발을 딛지를 못하는 사람도 많다. 발이 퉁퉁 부어 누르면 스펀지처럼 푹 들어가는 사람도 있다.

상황이 이렇다 보니 걷기가 힘들고 누워서 보내는 시간이 많다. 하지만 한때는 잘 걸었던 기억이 있기 때문에 운동을 하면, 좋은 의사에게 수술만 받으면, 훌륭한 한의사에게 침을 맞으면 나아서 잘 걸을 수 있다고 생각하고 병원을 가자거나 약을 달라고 조른다. 약만 잘 먹으면 병이 나을 것이라는 생각을 버리지 못한다. 그래서 노인 중에는 진통제나 초기 감기치료제 같은 약을 보약처럼 매일 먹으며 약이 없으면 큰일 난다고 생각하고 떨어지기 전에 가족을 졸라서 늘 넉넉하게 채워놓는 사람도 있다.

그런데 모든 약은 부작용이 있고 노인의 특성상 체외 배출이 잘 안 되며, 중독이 될 수도 있으니 꼭 필요한 약 이외에는 복용하지 말아야 한다. 약을 달라고 계속 조르면 비타민제 같은 건강보조식품을 드리자. 혹시 약병을 보고 비타민제라고 거부하면 약국에서 일회용 포장으로 소분해달라고 하는 것도 방법이다.

엄마가 매사에 의욕이 없고 우울해하세요

질병으로 고생하는 노인들은 강약의 차이는 있으나 대부분 우울증이 있으며 질병이 없어도 노인이 되어 우울증이 생기는 사람도 많다. 기력이 쇠하고 걸음걸이에 자신이 없어짐에 따라 활동이 주로 집 주위로 제한되고, 만나는 사람도 줄어듦에 따라 생활이 단조로워진 데 반해 여유 시간은 많아 과거와 현재를 회상하는 시간이 늘어난다.

현재 삶이 불만족스럽다면 골똘히 생각에 잠겨 불행의 원인을 찾는다. 그러다 원인 제공자라고 생각되는 사람이 있으면 그 사람을 원망하고 자신을 희생자라고 생각하며 지난 삶을 원통해한다. 거꾸로 자책하는 사람도 있다. 그때 다른 결정을 했더라면 지금 이것보다 더 잘 살 텐데 하며 스스로를 꾸짖고 자신의 잘못을 되새김질한다. 그런데 자신은 이미 나이가 많아 다시 되돌릴 기회가 없다는 절망감이 우울증을 더욱 부채질한다.

친한 친구의 빈소에 문상을 갔다가 우울증에 빠지는 사람도 있다. 평생을 함께해온 친구를 잃었다는 충격에다 곧 내 차례가 오는구나 하는 불안감도 크다. 스스로의 힘으로 일상생활을 수행하지 못하는 사람들은 이렇게 살아서 뭐하나 하는 마음에 우울증에 걸리기도 한다.

우울증은 노인의 병을 악화시키고 삶의 질을 떨어뜨릴 뿐 아니라 돌보는 사람까지 기운 없게 하므로 의사와 상담하여 적절한 조치를 받아야 한다. 집에서는 창가에서 자주 햇볕을 쬐며 계절의 변화를 느끼고 꽃과 나무가 있는 공원으로 산책을 가면 기분전환이 된다. 여성인 경우는 화사한 옷을 골라 입고 가벼운 화장을 하거나 립스틱을 바르는 것으로도 훨씬 기분이 나아진다. 노인이 자신이 살아온 생을 자랑스럽게 생각하면 그런 기분에서 탈출하는 데 도움이 되니 가족이 부모의 노고에 감사를 표현하고 아끼고 사랑한다는 믿음을 주는 것이 중요하다.

식탐이 너무 심해요

노인이 되면 평생 즐겨 먹던 김치를 멀리하고 대신 달달하고 부드러운 음식을 찾게 된다. 밥과 된장찌개 대신 단 음료와 빵을 찾는다. 초콜릿에도 눈이 간다. 노인이 되면 생각도 입맛도 어린아이로 돌아간다.

노화가 진행되면서 보편적으로 음식물의 섭취가 감소하는데 그 이유 중 하나는 식욕부진이다. 식욕부진이 오는 것은 노인이 쉽게 포만감을 느끼기 때문인데 노인이 되면 위의 탄성이 감소하여 음식물이 조금만 들어가도 쉽게 포만감을 느끼게 된다. 또한 십이지장에서 분비되는 위장관 호르몬인 콜레시스토키닌이 노인이 되면 증가하기 때문이다. 이 외에도 식욕과 관련된 호르몬인 렙틴(leptin)의 증가와 그렐린(ghrelin)의 감소도 식욕부진과 연관이 있다.

하지만 치매환자의 경우 오히려 식욕이 증가하는 이상 소견을 보이는 경우가 있는데 이는 전측두엽치매를 앓고 있는 환자에서 특징적으로 관찰되며 어떤 사람은 식사를 한 사실 자체를 잊어버리고 밥을 달라고 요구하기도 한다.

치매가 아니어도 식탐이 있는 사람도 있다. 당뇨와 백내장을 보유한 최 할머니는 딸 가족과 함께 사는데, 딸과 사위는 일을 나가고 손자는 대학생이어서 낮 동안은 혼자 집을 지킨다. 할머니는 다리가 아파 걷지 못하여 침대에 눕거나 의자에 앉아서 시간을 보내는데 하루 종일 우두커니 앉아 있으려면 심심해 냉장고를 열고 음식을 꺼내 먹는 때가 많다. 화장실 출입도 어려운 판에 이것저것 음식을 꺼내 먹으니 자연 배가 나오고 체중이 늘어 걸음걸이가 더 힘들어지고 마구잡이로 먹은 음식 때문에 설사를 할 때도 있어 뒷정리에 가족이 힘들어한다.

과식은 인지기능이 저하되고 있는 노인에게 특히 좋지 않은 것으로 연구 결과가 나오고 있다. 세포에 손상을 주는 활성산소가 소화과정에서 과도하게 생성되어 뇌세포에 부정적 영향을 끼치고, 심하면 고혈압, 고지혈증으로 이어지며 심혈관에도 좋지 않다. 젊은 사람들은 건강과 외모를 생각해 식욕이 생겨도 참는 데 반해 집에서 시간을 보내는 노인은 심심하니까 뭔가 먹으며 시간을 보내려고 하고, 죽을 날이 멀지 않았으니 먹는 것을 굳이 참을 필요가 없다고 생각하기도 한다. 이렇게 식욕이 넘치는 부모를 위해서는 칼로리가 많은 음식을 치우고 대신 뻥튀기, 토마토, 사과, 고구마, 옥수수 같은 것을 준비해놓자. 이런 음식은 포만감은 높으면서 칼로리가 낮아 노인 간식으로 적당하다.

밥을 안 드시고 간식만 찾으세요

식탐이 과해서 문제인 노인도 있지만 반대로 입맛이 없어 먹는 문제로 고민하는 노인들도 많다. 후자의 경우는 뭔가 산뜻한 것을 찾아 자식에게 이런 저런 새로운 음식을 사 오도록 부탁하거나 밥이 까칠하게 느껴져 대신 라면이나 빵을 먹기도 한다. 그러나 알다시피 라면이나 빵은 그것만으로는 영양성분이 부족하므로 가능하면 밥과 반찬으로 구성된 제대로 된 식사로 유도하는 것이 바람직하다.

작은 아파트에서 혼자 지내는 치매 할머니가 있다. 여름에도 춥다고 문단속을 꼭 하고 씻는 것을 싫어하는 할머니는 밥 대신 자녀가 사다놓은 음료수와 빵을 주식으로 삼고 있었다. 밥솥에서 밥을 뜨거나 냉장고에서 반찬을 꺼낼 줄 모르니 당연하다. 할머니 집에 배정된 요양보호사는 정상적인 식사의 중요성을 인식하고 할머니의 식욕을 돋울 방법을 고민했다. 우선 조리 과정에 할머니를 개입시켰다. 할머니를 주방 의자에 앉혀놓고 조리를 할 때마다 양념을 어떻게 할지 의견을 물었고 할머니는 과거에 반찬을 했던 기억을 떠올리며 조리 방법을 일러주었다. 그 단계가 성공하자 더욱 적극적인 개입을 유도하고자 식품 썰기 과제를 부여하였다. 요양보호사는 큰 칼로 무를 썰고, 할머니는 무디고 작은 칼로 두부를 써는 식이었다. 그렇게 음식이 만들어지니 할머니는 남이 해놓은 음식을 받아먹는 무의미한 존재가 아니라 자신이 음식 만드는 데 일조를 했다는 생각에 자부심을 느꼈고 자연스럽게 음식에 관심이 생겨 밥과 반찬의 정상적인 식사로 복귀하였다. 이 케이스는 후일 노인장기요양보험의 우수 사례로 선정되었다.

사람은 스스로 결정하고 판단하며 행위를 할 때 자신에 대해 자긍심을 느끼며 삶의 만족도가 증가한다. 입맛이 없어 하는 노인이라면 혹시 구내염은 없는지, 틀니는 맞는지 등을 먼저 확인하고, 조리 과정에 개입시키는 것도 그런 자의식을 고양시켜 입맛을 살리는 방법이 될 수 있다.

감정이 하루에도 수십 번은 변하는 것 같아요

사람은 누구나 아름답게 나이 들어 이상적인 노인이 되는 꿈을 꾼다. 자식들에게 사랑받고, 평온하고 안락한 노후생활을 영위하며, 타인으로부터도 인정받는 노인이 되고자 한다. 하지만 실제로 그런 바람을 이루는 사람은 소수에 불과하다. 일상생활에서 만나는 노인은 고집스럽고 배려심이 없으며 이기적인 것처럼 보인다.

과거에 성격이 따스했던 사람도 연령이 높아짐에 따라 가족과 타인에 대한 배려와 애정이 감소하고 건조해진다. 다른 사람의 감정에 공감하는 능력이 떨어지며 자신에게 이로운 것을 우선시하여 조건적 사랑을 하기도 한다. 그렇다 보니 자식들을 고르게 사랑하기보다 용돈을 주는 자녀를 드러내고 칭찬한다든지 전과 달리 어느 한쪽에 치우치는 경향도 보인다.

또한 화도 잘 낸다. 감정조절이 잘 안 되다 보니 화를 자주 내고, 화가 나면 빨리 잊지 못하며 분노의 감정을 쉽게 식히지 못한다. 젊었을 적엔 인내심이 많던 사람도 연령이 높아지면 인내하기보다는 화를 내거나 슬퍼하며 말로 표현하여 발산하려는 경향이 증가한다. 누가 자신을 실망시키면 야단을 치거나 꾸짖어야 한다고 생각하기도 한다.

감정조절능력이란 긍정 혹은 부정적 사건에 대해 싫거나 혐오스러운 감정을 없애고 좋은 기분을 유지하려고 노력하는 자기조절능력을 의미한다. 노인이 되면 다른 기능의 저하와 함께 감정조절능력도 떨어지기 때문에 때로 상황에 적당하지 않은 반응을 보이는 경우가 잦고, 이성보다 감정에 압도되는 경향이 있다. 그래서 아는 사람과 어떤 갈등 관계에 있을 때 그 사람과의 관계를 유지하기 위해 자신의 의사를 적극적으로 밝히지 않거나, 갈등 상황에서 문제를 해결하기보다 회피하거나 소극적으로 감정조절 능력을 사용하기도 한다. 하지만 그와는 반대로 신체기능과 인지 기능이 감퇴되면서 심리적, 정서적으로 불안감과 초초함을 느끼고 자존감이 떨어지면서 사소한 일에도 화를 내고 분노를 폭발함으로써 감정 조절에 어려움을 겪는 경우도 있다. 어느 경우이든 감정조절능력은 개인의 삶의 만족도와 심리적 안녕에 큰 영향을 미치는 중요한 요소이므로 이를 높이기 위해서는 본인의 노력과 함께 가족의 이해가 필요하다.

다른 건 다 정상인데 집안일을 돕지 않아요

뇌는 여러 부위로 나뉘고 하는 일이 다르다. 보고, 듣고, 말하고, 사랑을 느끼고, 운동을 하고, 배고픔을 느끼는 부분이 따로 있다. 전두엽이라 불리는 대뇌의 앞부분은 기억을 불러오는 역할을 하고, 옆 부분인 측두엽은 말을 하고 단어의 의미를 기억하는 일을 한다. 뒷부분 후두엽은 시각과 관련되어 있고, 뇌 한가운데 해마는 어떤 사실이나 경험 같은 긴 이야기를 기억하는 활동을 한다. 이렇게 대뇌는 생각을 관장하는데, 운동과 관련된 소뇌도 있다.

뇌 안에는 천억 개에 이르는 신경세포들이 있고 이들은 서로 끊임없이 정보를 교환하여 생각하고, 판단하고, 말을 하도록 하며, 몸의 장기와 근육을 움직여 일상생활이 가능하도록 협조한다.

나이가 들면 뇌 안에 독성물질이 쌓이고 뇌세포가 사멸을 계속하면서 그 결과 생각하고 판단하는 데 문제가 생긴다. 그렇다고 뇌 전체가 모두 한꺼번에 동일하게 기능이 저하되지는 않는다. 어떤 부분은 정상인데 어느 부분은 더 빨리 나빠지기도 한다. 치매로 금방 한 말을 수없이 반복하면서도 돈이나 화투의 점수를 기가 막히게 계산하는 사람이 있고, 저녁마다 보따리를 싸서 장사하러 간다고 배회를 하면서도 대화는 예의 바르게 잘하기도 한다. 그렇다 보니 다른 것은 다 정상인데 왜 저러지 하는 부분이 생긴다. 이런 생각은 부모를 전체적으로 관찰하지 않고 정상적인 부분만을 보고 부모를 정상으로 생각하는 데서 기인한 결과이다. 언뜻 보아 부모는 문제가 없는 것 같지만 실은 타인의 감정이나 느낌, 어려움에 공감하는 능력이 떨어져서 그럴 수 있으니 가족의 이해와 배려가 필요하다.

같은 질문을 반복해서 짜증나요

어느 집을 가든 대부분의 노인은 모르는 사람을 보면 먼저 개인 신상을 묻는다. "몇 살이오?"로 시작해서 성씨는 무엇인지, 결혼은 했는지, 자녀는 몇인지 등을 샅샅이 묻는다. 그중 단기기억에 문제가 있는 사람은 처음부터 다시 똑같은 질문을 되풀이하는데 같은 질문을 똑같은 순서로 대여섯 번 반복하는 사람도 있다. 치매가 중등도 이상 진행되어 지금 본인이 똑같은 질문을 반복하고 있다는 사실을 몰라서 그렇다.

인간의 뇌 속에 저장되는 기억은 장기기억과 단기기억으로 구분된다. 장기기억은 주로 어렸을 적부터 한창 왕성하게 활동하던 시기에 경험을 통해 저장된 기억을 말하며 치매가 발병하기 전에 뇌 안에 정상적으로 쌓인 기억이다. 그러므로 우리는 일생을 살아오면서 실로 엄청난 용량의 데이터를 장기기억 속에 쌓아놓고 있는 셈이다. 이에 반해 단기기억은 최근의 기억 또는 지금 일어나는 일에 관한 기억을 의미한다. 알츠하이머병에 걸려 해마 부위가 손상을 입거나 귀 옆의 뇌인 측두엽에 손상을 입으면 단기기억에 장애가 발생한다.

같은 질문을 반복하는 행위는 지금 막 했거나 최근에 한 행위 또는 말을 기억하지 못해서 그렇다. 기억을 저장하는 부위에 손상이 생겨 입력 자체가 안 되기 때문이다. 무엇인가 저장되어 있어야 기억도 해내는데 기억 자체가 안 되므로 금방 했다는 것을 모르고 똑같은 말을 반복하거나 동일한 질문을 계속하는 것이다. 하지만 단기기억에 문제가 있다고 해도 모든 것을 다 기억하지 못하는 것은 아니다. 최근의 일이라도 본인이 생각하기에 중요하거나 충격을 입은 사건은 기억하므로 치매환자라 하여도 항상 말조심을 해야 한다.

똑같은 질문을 계속하면 대화를 다른 방향으로 유도하자. 예를 들어 계속하여 막냇동생이 언제 오느냐고 물으면 둘째 동생 이야기를 꺼내는 식으로 슬그머니 화제를 돌리면 좋을 것이다.

한 이야기를 하고 또 하세요

뇌에 병변이 발생하면 감정조절이나 말하기에 통제가 잘 안 된다. 마치 고장이 나 꺼지지 않는 녹음기처럼 끊임없이 계속 이야기를 쏟아내는 사람이 있는데, 같은 내용의 이야기를 계속하고 어제 했던 이야기를 오늘도 반복한다. 이런 상황에서는 수발자가 대답을 하고 반응을 하자면 정신적으로 이만저만 고생이 아니고 일일이 응대하기도 힘들다.

남성보다 특히 여성이 이런 현상을 많이 보이는데, 여성에게 대단히 불리했던 과거의 사회 환경을 견디며 살아오는 동안 축적된 한(恨)이나 원망이 그런 증상을 유발하는 것처럼 보인다. 남편 없이 온갖 고생을 하며 자식을 키웠다든지, 남편이나 시댁으로부터 심하게 구박당한 경우들이 그런 예이다. 돌이켜 생각해보니 자신의 지난 삶이 너무 억울하여 늦게나마 표현해보고자 하는 노력으로 풀이된다. 내 인생을 글로 쓰면 소설 10권은 나온다고 하며 자신이 살았던 힘든 삶을 가족이 알아주었으면, 위로해주었으면 하는 바람에서 그러는 경우가 많다.

이럴 때 왜 똑같은 이야기를 계속하느냐고 짜증을 내면 서운해하고 분노할 수 있으니 부모의 헌신적 노력 덕에 지금 가족이 편안하게 살고 있다고 감사를 표현하며 다른 곳으로 주의를 돌리는 방법을 활용하여 지혜롭게 넘기면 좋을 것이다. 똑같은 이야기를 계속 들어주는 것은 힘들다. 다른 즐거운 화젯거리를 꺼내

거나 일을 도와달라고 하며 가벼운 일거리를 부여하자. 함께 산
책을 나가 다양한 사물과 현상을 관찰할 기회를 주고 다른 사람
을 만나는 것도 도움이 된다.

돈에 대한 집착이 심해요

노인이 되어서 갖는 네 가지 고통이 있으니 곧 노인의 사고(四苦)이다. 소득이 낮아서 오는 빈곤, 건강에 이상이 생기는 질병, 친한 사람들이 하나둘 곁을 떠나는 데서 오는 고독, 적당한 일거리가 주어지지 않거나 할 일이 없는 무위(無爲)이다. 그중 노인들이 가장 두려워하는 것은 빈곤과 질병이다.

질병이 생기면 치료비, 약값 등으로 지출이 많아져 빈곤해질 수 있으며 빈곤해지면 제때 치료를 받지 못해 건강이 악화될 수 있으니, 노인에게 있어 빈곤과 질병은 떼려야 뗄 수 없는 분리 불가능한 삶의 최대 관심거리이다. 큰 병이 나면 수술비나 입원비, 간병비로 목돈이 나가니 누가 대신 부담해주지 못한다면 저축해놓은 돈을 쓸 수밖에 없다. 노년기는 생애 다른 기간에 비해 질병에 걸리거나 사고가 날 위험이 높기 때문에 노인들은 항상 긴장하고 모아놓은 돈을 쓰기를 두려워한다. 그러다 보니 돈에 집착한다는 느낌을 준다.

실제 노인들 중에는 충분히 재산을 가지고 있음에도 불구하고 한 달에 생계비로 10만 원 미만을 쓰는 사람, 김치만 먹고 사는 사람, 겨울에 난방을 안 하고 전기장판으로 버티거나 물을 안 쓰는 사람 등 각양각색의 모습으로 비정상에 가까울 만큼 돈 쓰기를 무서워하고 안 쓰는 사람들이 있다. 또 어떤 노인은 알뜰하게 모아서 자손에게 유산을 남기려는 마음에서 그러기도 한다.

젊었을 적엔 지출이 생기면 경제활동을 통해 복구할 수 있지만 노년기에는 지출만 있을 뿐이므로 손실이 발생하면 회복하기가 힘들다. 노인들의 돈에 대한 집착에는 그러한 절박한 이유가 숨어 있으므로 비난하기보다 이해하면 좋겠다.

옛날 잘못을 자꾸 되새김하시네요

나이가 들면 희망이 없고 코너에 몰린 듯한 느낌을 받는다. 하지만 그렇다 할지라도 잘못을 되돌리거나 무엇을 새로 해보기엔 이미 나이가 너무 많고 자신도 없기에 그저 망설이며 초조해한다. 연구결과를 보면 병에 걸렸거나 죽음에 임박한 사람들은 가족이나 사랑하는 사람에게만 관심을 둔다고 한다. 그러한 현상은 과거 아무리 왕성하게 활동했던 사람이라도 예외가 아니다.

노인 역시 이와 비슷한 상황이라고 볼 수 있다. 집에서 보내는 시간이 많아짐에 따라 활동반경이 좁아지고 새로운 경험을 할 기회가 적으니 자신과 관련된 기억이나 가족에 초점을 맞추게 된다. 그래서 과거에 비해 가족에 집착한다. 또 기억 중에 자신이 과거에 실패하였거나 큰 낭패를 보고 지금까지 영향을 받고 있다고 생각하는 부분이 있으면 노인은 그 기억에 매달린다. 오래된 기억은 장기기억이라고 하여 최근의 경험보다 뇌 안에 더 잘 보관되어 있고, 즐거운 기억보다는 슬프고 창피하거나 괴로웠던 기억이 더욱 잘 보존된다. 방금 한 말을 기억하지 못하는 노인이 몇십 년도 넘은 오래된 일을 더 잘 기억해낸다는 것이 언뜻 이해가 안 갈 수 있지만 인간은 젊었을 적 일어났던 사건들과 그때 느꼈던 감정을 기억의 방에 차곡차곡 잘 저장해놓고 있어 쉽게 끄집어내고 생생하게 기억한다. 두뇌가 왕성하게 기능하던 때의 기억이므로 상태가 좋게 보관되어 있는 셈이다.

이런 상황에서 노인이 현재에 만족한다면 다행이지만 불행하다면 지금 그 원인을 찾기 마련이다. 과거의 실패나 쓰라린 경험을 떠올리며 그때 더 잘했더라면, 다르게 결정했다면, 누구 말을 들었더라면 하면서 아쉬워한다. 그런데 생각이라는 것은 집착하면 할수록 진해지고 생생하며 살까지 붙기에, 그러다 어느 순간 부풀려진 것들까지 모두 다 진짜라고 믿는 망상에 빠지기도 한다.

남편이 뇌출혈로 와상환자가 된 집이 있다. 남편은 쓰러지기 전 대형 언론사에서 근무했는데, 저돌적이고 권위주의적인 성격 탓에 아내는 평소 늘 기가 죽어 살았다. 남편이 병석에 눕자 아내는 종일 남편 병수발에 매달리게 되었고, '일으켜라, 물 가져와라, 다리가 배기니 방석을 대라.' 등 10분이 멀다하고 불러대는 남편 때문에 스트레스가 심하다. 게다가 병원비 등으로 지출이 늘어 어쩔 수 없이 저축을 깨 살림을 하니 경제적 위기를 느껴 과거의 부동산 실패를 떠올리고 있다. '그때 친구 말을 듣지 말고 아파트를 사놨더라면 월세를 받아 걱정 없이 생활할 텐데.' 하는 생각에 집착하게 되었다. 결국 이 사람은 그 생각에서 벗어나지를 못하고 자책과 우울증, 피해망상 증상이 심해졌고 보다 못한 딸의 손에 이끌려 정신과치료를 받으러 입원을 하기에 이르렀다.

부모가 과거 잘못을 끊임없이 반추한다면 외부활동에 참여하거나 즐거움을 느낄 만한 것을 찾아드리자. 가족이 관심을 가지고 이제까지 열심히 잘 살아왔다고 사랑을 표현하면 현재 생활에 만족감이 증대되어 그런 증상이 완화된다.

아버지가 나를 보고
누구냐고 물어서 속상해요

치매로 인한 증상 중에는 지남력 저하가 있다. 지남력이란 시간, 공간, 사람에 대한 인식과 판단능력인데, 보통 시간과 공간 감각이 먼저 저하되고 사람을 알아보는 능력이 늦게까지 남는다. 시간 감각이 저하되면 계절이나 날짜 가는 것을 모르고, 공간 감각이 떨어지면 자신이 어디에 있는지, 어느 방향으로 가야 하는지를 모르게 된다. 그러다 결국 사람까지 몰라보는데, 보통은 어른이 되어 만난 사람부터 잊기 시작하여 어린 시절 친구를 잊는 순으로 망각이 진행된다. 가족은 훨씬 오래까지 알아보지만 그나마 점점 잊어버리며 나중에는 가까이에서 돌봐주는 사람만 기억한다.

50대 초반에 치매에 걸린 사람이 있었다. 남편은 아내가 치매 판정을 받자 직장을 그만두고 병수발에만 전념했다. 그분이 훌륭한 점은 아내를 환자 취급하지 않았다는 것이다. 외출할 때 항상 데리고 다니고, 혹시 몸에 냄새가 나서 자식들이 싫어할까 걱정하여 매일 샤워를 시켜주었다. 밥 먹을 때는 늘 같이 식탁에 앉았고, 심지어 친구들 모임에도 휠체어에 태우고 다녔다. 부부 중 한 사람이 심한 병에 걸리면 보통은 침구를 따로 쓰든지 아니면 각방을 쓰는 경우가 흔한데 이 남편은 항상 같은 침대에서 아내 손을 꼭 잡고 팔베개를 해서 재웠다. 아내는 치매가 심해 결국 바싹 말라서 세상을 뜨긴 했지만 자식은 모두 잊어버렸는데도 마지

막까지 남편은 기억했다.

위의 환자가 남편을 정말 남편이라고 생각했는지는 확실하지 않다. 가족이나 부부라는 개념이 이미 상실된 상태이므로 남편이라기보다는 자신이 믿고 의지하며 따라야 할 좋은 사람으로 인식했을 가능성이 더 크지만 아무튼 치매는 이렇게 사랑했던 가족까지 잊게 만든다. 매일 보며 말을 걸고 일상생활을 챙겨주면 '가족이구나.' 또는 '좋은 사람이구나.' 하고 생각하지만 가족이라도 자주 볼 기회가 없다면 몰라볼 수 있다. 아니면 부모의 기억 속에 자녀는 아직 학교를 다니거나 청년의 모습으로 남아 있어서 나이 든 자녀를 몰라볼 수 있다.

노인이 가족을 몰라보는 것은 슬프지만 병으로 인한 것이니 이해하고 다정하게 대해주면 좋겠다. 그러면 가족이라고는 생각 못할지 몰라도 좋은 사람이라고 생각하고 잘 따르며 행복해할 것이다.

시어머니가 자꾸 나를 괴롭혀요

치매환자를 돌보는 며느리들로부터 많이 듣는 말이다.

시어머니가 욕을 하며 자신을 집에서 내쫓으려 한다고 하소연을 한 사람이 있었는데, 며느리인 자신만을 콕 집어서 일부러 괴롭힌다는 것이다. 치매 노인이 그런 반응을 보이는 이유는 며느리가 생각하는 그런 것이라기보다는 그 사람이 며느리라는 것을 잊어버리고 모르는 사람이라고 생각해서 그런 행동을 했을 가능성이 많다. 며느리라는 것을 모르니 시어머니 눈에는 낯선 여자가 자신의 집에 와 먹고 자며 생활하는 것으로 비쳤을 것이다. 그러니 가족이 아니라고 생각해 나가게 하고 싶었을 것이다. 그런 상황에서 며느리가 아들 손이라도 잡으면 왜 모르는 사람이 남의 아들 손을 잡느냐고 펄쩍 뛸 수도 있다.

그 반대의 경우도 있다. 아들 가족과 살고 있는 할머니가 있는데, 이분 역시 아들은 알아보는데 며느리를 못 알아본다. 할머니는 며느리를 집주인으로 생각하며, 아들과 자신은 잠시 그 집에 세를 들어 살고 있는 상황으로 인식한다. 나이 든 분들에게 집주인이라는 위치는 비중이 크므로 이 할머니는 다른 사람 말은 안 들어도 며느리 말은 순순히 잘 듣는다.

어떤 경우가 되었든 인지기능에 문제가 생겨서 그런 것이지 일부러 작정하고 미워하거나 괴롭히는 것은 아니므로 치매노인 또는 인지기능이 저하된 노인이 보이는 특이한 반응을 이해해야 한다. 그래야만 가족도 마음의 상처를 받지 않는다. 수발하는 가족이 하는 흔한 오해는 부모가 자신만 미워하고 괴롭힌다고 생각하는 것인데, 그럴 일은 거의 없고 단지 질병으로 인해 어쩔 수 없이 보이는 증상이라고 이해해야 하겠다.

세수를 안 하려 하고 목욕을 싫어해요

노화가 진행되면 개인위생 관념이 저하되는 경우가 많다. 움직이는 것이 힘들어서 그럴 수 있고, 밖에 나갈 것도 아닌데 뭘 그렇게 깨끗하게 씻어야 하냐고 생각할 수도 있다. 또 뇌기능 저하로 위생에 대한 관념 자체가 희미해져 씻어야 할 필요성에 대한 인식이 낮아지기도 한다.

대부분의 노인은 몸에 물이 닿는 것을 싫어하여 어떻게든 목욕을 안 하려고 꾀를 낸다. 목욕 한 번 시키려면 아프다, 어지럽다, 힘들다고 자리에 누워버리거나 목욕시키려는 사람을 꼬집어뜯거나 가까지 오지 못하게 물건을 휘두르기도 한다. 그런데 노인 피부는 건조하여 노인이 앉았던 자리에는 하얀 비듬가루가 떨어지므로 미관상 그대로 둘 수 없거니와 위생 면에서도 조치가 필요하다. 뿐만 아니라 옷 갈아입기도 싫어한다. 구질구질한 냄새가 나는데도 옷을 갈아입자고 하면 오늘 아침에 갈아입어 깨끗하다고 깜찍한 거짓말도 한다. 그런다고 나무랄 수도 없고 비난을 받으면 자존심 상해하니 잘 달래는 수밖에 없다.

가장 좋은 방법은 평소 씻는 습관을 들여놓는 것이다. 우리의 삶은 습관의 연속이라 평소 열심히 목욕하고 샤워하는 사람은 치매가 들어도 씻던 습관이 남아 있어 씻는 것을 당연하게 생각해 거부하지 않는다. 목욕한다고 하면 스스로 옷을 벗어 도와주기도 한다.

인간은 자신을 사랑하고 예뻐하며 칭찬하는 사람을 따르고 말을 잘 듣는다. 안아주고 토닥이며 '우리 엄마, 예뻐요. 사랑해요.' 하는 식으로 자주 사랑을 표현하면 움직이는 것이 귀찮아도 '우리 딸 말은 꼭 들어야 한다.'라고 생각해 협조를 해준다.

목욕을 할 때는 춥지 않게, 아프지 않게 하는 것도 중요하다. 목욕을 했는데 때수건으로 박박 밀어 아프고 추웠다면 그 기억이 남아 목욕을 싫어할 수도 있다. 사람마다 물의 온도에 대한 기준이 다르므로 직접 수온을 선택하도록 하고, 목욕 후 부모님이 좋아하는 옛 노래를 같이 부르며 머리를 말리고, 로션을 몸에 발라주며 가볍게 지압을 해드리고, 옷을 입혀드린 후 '우리 엄마 정말 예쁘다. 새색시 되었어요.' 하며 안아드리면 부모는 함박웃음을 지으며 행복해하실 것이다.

말이 잘 안 통해서 힘들어요

뇌졸중 같은 질병으로 언어장애가 오거나 치매로 대화가 힘든 사람들이 있다. 그런 노인의 말은 발음이 불분명하여 알아듣기가 힘들다.

언어장애를 가졌거나 나이가 많은 노인과 대화할 때는 말의 속도는 천천히, 단어는 알아듣기 쉽게 또박또박 말해야 한다. 정상인과 대화할 때처럼 빠른 속도로 한꺼번에 많은 이야기를 하면 알아듣지 못하므로 짧은 문장으로 한 가지씩만 전하는 것이 좋다. 예를 들어 "밥 먹기 전 세수하고 발 닦으세요. 얼굴 닦은 수건은 거기에 걸어두고 발 닦은 수건은 세탁실에다 가져다 두세요."는 해야 할 과제를 자그마치 네 개나 부여하는 것이어서 노인은 다 기억하지 못할 뿐더러 너무 많은 복잡한 요구에 화를 낼 수 있다. 대신 한 가지씩 짧게 전달하자. "세수부터 하세요." 하여 세수를 시킨 후 그다음 발을 닦게 하고 다음 동작으로 나아가게 하는 것이다.

노인과 대화를 할 때는 엉뚱한 대답을 하거나 해야 할 일을 제대로 해내지 못했다 할지라도 꾸짖거나 야단치지 않으며 다음번에는 더 잘하실 것이라고 격려해야 한다. 늦게 대답한다고 채근하거나 서두르지 말고 충분한 시간을 주어야 한다. 열심히 대답을 하려고 노력하는 중인데 기다려주지 않으면 상대가 자신을 무시한다고 생각해 대화를 피하게 된다. 눈높이를 맞춰 눈을 바라보며 이야기를 잘 듣고 있다는 걸 알리기 위해 가볍게 고개를 끄덕이거나 "맞아요, 그렇지요." 등의 맞장구를 치면 말할 용기를 얻는다.

언어장애가 있는 노인은 말 배우기를 시작하는 어린이와 같다. 어린이의 말이 정확하게 무엇인지 알 수 없어 의미를 유추해 요구사항을 짐작하듯이 노인의 말 역시 상황과 노인이 하는 말을 잘 연결시켜서 뜻을 해석해야 할 때가 있다. 어떤 경우든 노인과의 대화에서는 항상 존댓말을 써서 존중한다는 것을 나타내고 부드럽고 따뜻한 태도로 응대한다면 혹시 못 알아듣는 부분이 있어도 얼마든지 서로 소통하며 이해하고 넘길 수 있다. 칭찬을 많이 하고 친절한 태도로 대화를 하면 부모는 우울증이 감소하고 삶에 활력을 얻는다.

건강보조식품을
왜 그렇게 좋아하는지 모르겠어요

아침에 일어나기 힘들고, 몸이 무겁고, 발걸음이 안 떨어지면 겁이 난다. '이러다 덜컥 드러눕는 것은 아닐까, 그럼 자식들이 돈 써야 하고 돌보느라 고생할 텐데……' 하는 생각이 들고, 거기다 옆집 할머니가 뭘 먹었더니 힘이 난다고 하면 귀가 솔깃해질 수밖에 없다.

노인들 집을 가보면 건강보조식품, 건강용품들이 많다. 어느 사람이 하는 말이, 혼자 살던 어머니가 세상을 뜬 후 물건을 정리하니 건강식품과 건강용품이 한 방 그득하더란다. 물론 그중에는 건강 향상에 도움이 되는 것도 있지만 과도하게 돈을 써 생활비를 대주는 자녀와 마찰을 빚는 가정도 있으므로 적절한 선에서 소비를 하는 것이 현명하다.

글의 흐름과는 무관한 이야기지만 노인들은 그렇게 쓰는 돈을 예상 외로 아까워하지 않는다. 건강보조식품을 판매하는 사람들은 본격적으로 제품을 팔기 전 노인들을 대상으로 노래 지도를 하고 싼 가격에 품질 좋은 물건을 팔거나 경품행사 등을 하며 환심을 산다. 이렇게 즐거운 시간을 통해 마음을 뺏긴 노인들은 '그 사람들이 아무도 거들떠보지 않는 우리들과 놀아주었으므로' 그 정도는 값을 치러도 좋다고 생각한다.

이런 경우엔 외부활동을 늘리도록 격려하자. 복지관 등에서 건전하게 여가활동을 하면서 친구를 사귀거나 좋아하는 취미활동을 하면 건강보조식품을 먹는 것 이상의 긍정적 효과가 생긴다. 마음이 젊어지고 활기차지면 신체적 건강도 향상된다. 문제는 복지관에 가고 싶어도 대기자가 많아 자리가 없는 경우가 많은데, 사회는 노인들이 건강하고 즐겁게 여가활동을 할 수 있도록 다양한 프로그램을 개발하고 노인복지시설을 더 많이 설치하여 지원할 필요가 있다.

한 번 드신 음식은 밀어놓고 안 드세요

연령이 높아지면 대체로 입맛이 떨어진다. 입안이 까칠하게 느껴져 입맛을 잃거나 입안이 따갑게 느껴져 매운 음식을 못 먹기도 한다. 복용하는 약물 탓에 그러기도 하는데, 당뇨약 복용자들이 특히 그렇고, 노인들이 복용하는 여러 가지 약물이 입맛을 저하시키기도 한다. 이렇게 노인 스스로 맛을 잘 못 느끼다 보니 노인이 조리한 음식은 예전에 비해 맛이 떨어진다.

노인은 미각이 둔해지면서 달고 짠 음식을 선호하며 간이 적당한 음식을 싱겁고 밍밍하다고 타박을 하거나, 평생 섭취해온 익숙한 음식인 된장, 고추장을 덜 좋아하기도 한다. 고춧가루로 양념한 매운 김치 대신 물김치를 좋아하며, 치아에 문제가 있는 사람은 씹는 문제로 고기를 멀리하기도 한다.

사정이 이렇다 보니 간이 안 맞는다고 느끼는 음식이나 이미 한 번 먹은 음식을 기피하는 경우가 는다. 과거에는 아무것이나 잘 먹던 사람이 나이가 들면서 반찬 투정을 하기도 한다. 고슬고슬한 밥을 좋아했더라도 촉촉한 밥을 찾으며, 밥 대신 보들하고 폭신한 빵을 좋아하기도 하고, 씹을 필요 없이 미끄럽게 술술 내려가는 라면이나 국수를 주식 대용으로 먹는 사람도 생긴다. 과거에는 집 밥에 불만이 없던 사람이 외식을 더 좋아하기도 한다. 늘 먹던 음식에 식욕을 못 느끼고 밖에서 보는 새로운 음식에 신선한 호기심이 생기는 것이다.

이러한 노인의 미각적 특성을 고려하여 집에서는 주 반찬 외에 좋아하는 음식을 한 가지씩 소량으로 만들어드리면 좋을 것이다. 떨어진 미각을 보충하기 위해 예쁜 색깔의 식재료를 쓴다든지, 상을 예쁘게 차리는 시각적 방법도 좋다고 생각한다. 참고로 치매 노인을 위해 상을 차릴 때는 여러 가지 반찬을 죽 늘어놓기보다 밥, 국, 반찬 세 가지 정도로 간단하게 드리는 것이 좋다. 반찬이 많으면 무엇을 먹을지 모르고, 시야가 좁아지고 안 보이는 부분이 있을 수 있으므로 중앙에 음식을 모아서 배열하도록 하자. 그릇이나 식탁보는 화려하고 진한 색상의 꽃그림보다 무늬가 옅거나 단순한 것이 좋은데, 그 이유는 꽃을 음식으로 착각하고 집어 먹으려 할 수 있기 때문이다.

밤에 잠을 안 자고 방마다 돌아다니며 식구들을 깨워요

노인이 되면 일반적으로 초저녁잠이 많아져 저녁 식사 후 일찍 잠이 들었다가 자정이나 이른 새벽에 깨어나고 대신 낮에 조는 시간이 늘어난다. 치매 보유자 중에는 낮과 밤이 바뀐 사람들도 있다. 시간 감각이나 인지기능이 저하되어 있으면 다들 잠이 든 한밤중에 TV를 크게 틀어놓거나 방마다 돌아다니며 가족들을 깨우는 사태도 생긴다. 그래서 치매환자를 돌보는 가족은 잠과 전쟁을 치르기도 한다.

정상인들이 그렇듯 노인들도 일상생활을 하는 데는 규칙적인 리듬이 중요하다. 기상, 식사, 수면 시각을 일정하게 유지하고 낮에 야외에서 운동을 하도록 안내하자. 가까운 공원 등지에서 산책을 하여 다리 힘을 유지하고 다른 사람들과 대화를 하면서 햇볕을 쬐면 기분이 좋아지고 밤에 숙면을 취하는 데 도움이 된다.

노인 중에는 전기세를 아끼려고 낮, 밤을 가리지 않고 캄캄한 상태로 지내는 사람들이 있는데, 어둠은 사람의 기분을 침잠시키고 졸음을 유발하므로 바람직하지 않다. 치매환자를 관찰하면 비가 오려고 어둠이 내려앉을 때나 저녁 무렵에 증상이 심해진다. 낮 동안은 실내를 환하게 하여 활동을 하는 낮 시간임을 표시하고 대신 밤에는 주변을 조용히 하고 어둡게 하여 잠자는 시간임을 알리고 편안한 상태로 잠을 자도록 유도하는 것이 좋다.

규칙적인 생활을 유지하기 위해 생활계획표를 노인 방에 붙여 놓는 것도 좋은 방법이다. 계획표가 눈에 보이면 관심이 가 따라 하려는 마음이 생기며, 일정한 시간에 식사를 하고 일정한 시간에 운동을 하면 적당한 피로감으로 저녁에 수면의 질이 좋아진다. 그렇게 하고도 여전히 수면장애가 고쳐지지 않는다면 신경정신과 의사와 상담하는 것이 좋다. 노인들 중에는 이러한 수면장애 문제로 정기적으로 의사를 찾는 사람들이 많다.

화장실에 물을 안 내려 집에서 냄새가 나요

노인들 중에는 어느 한 가지에 집착하는 사람들이 있다. 물에 집착하는 사람은 수도요금을 아끼고자 수도꼭지를 거의 잠가놓다시피 하고 산다. 밥을 하려면 한동안 물을 받아야 쌀을 씻을 수 있고, 소변을 본 후 물 내리기는 당연 금지이며 대변이라도 봐야 그때 한 번 물 내리기가 허용된다. 위생상으로 문제가 있고 집 안에 냄새가 가득하지만 개의치 않는다. 오직 물을 아끼는 것만이 문제이다.

반대로 청결에 집착하는 사람들이 있는데, 본인이나 가족이 병이 난 후 그런 증상이 발생한다. 병균이 주위에 있다고 생각하며 혹시 병이 재발할까 두려워 식품을 씻고 또 씻거나, 멀쩡한 옷과 이불에서 냄새가 난다고 생각하여 매일 세탁기를 돌린다. 그렇게 다량의 빨래를 매일 하다 보니 옥상에는 그 건물의 모든 입주민이 인정하는 '타인 이용 불가'의 묵시적 경고장이 걸린 그 집만의 독점적 빨랫줄이 있고, 아무리 몸이 아파도 그날 빨래를 꼭 그날 안에 해결해야 잠을 잘 수 있을 정도이다.

돈에 대한 집착도 무시할 수 없다. 돈만이 나를 지켜준다는 굳은 신념하에 통장을 늘 머리맡에 두거나 복대로 차고 있다. 가족 속에서 행복을 찾기보다 돈이 모든 것을 해결해준다고 믿으며 가족과의 관계가 소원해도 개의치 않는다.

이들도 과거에는 평범한 사람들이었다. 마음씨 좋은 아주머니,

예의 바른 아저씨들이 나이가 들어 수입이 끊기면서, 질병에 걸리면서, 혼자 살다 보니 자신의 상황에서 최선이라고 생각해낸 것이 그런 생활방식이다. 일반인들의 눈에는 생소하고 이해가 안 가지만 노인의 입장에서는 자신에게 꼭 필요한 생활방식이라 쉽게 포기할 수 없으며, 오랜 기간 그런 방식으로 생활하다 보니 다른 사람들이 아무리 말려도 쉽게 바꾸지를 못한다. 합리적이고 이성적이었던 사람도 노인이 되어서 이렇게 변하기도 한다. 그렇게 사는 데는 나름 이유가 있을 수 있으니 비난하지 말고 문제가 없으면 되도록 인정하고, 문제가 있다면 꾸준한 대화로 설득하면서 노인이 도움을 필요로 하는 부분을 찾아내 지원하는 것이 바람직할 것이다.

기저귀 안에 손을 넣어서 변을 파내요

노인은 섭취하는 음식량이 적은 데다 움직임마저 적어 변비에 걸리는 경우가 많다. 게다가 물 섭취량도 줄고, 또 매일 먹는 약 중에 변비를 일으키는 것들이 있다.

대변을 보고 싶은 느낌은 있는데 제대로 배설되지 않으면 누구나 심기가 불편하고 기분이 나빠진다. 이런 답답하고 찌뿌듯한 느낌을 없애고자 변을 파는 노인들이 있다. 변을 만지거나 가지고 노는 사람들은 주로 치매환자들이지만 변을 파내는 현상은 치매에 걸리지 않은 노인에게서도 나타날 수 있다. 오랫동안 대변 배출을 못했거나 변비인 경우, 변을 보기는 했으나 여전히 용변 욕구가 남아 있는 경우에 그런 증세가 나타난다. 또 어떤 사람들은 다른 사람이 해주는 뒤처리가 개운하지 않고 충분하지 않다고 생각해서 그러기도 한다.

손으로 변을 파내면 침구와 의복에 묻고 손톱 밑에 오물이 끼어 냄새가 난다.

가장 좋은 예방책은 물론 변비에 걸리지 않는 것이다. 적당량의 음식과 물을 섭취하고 규칙적으로 운동하여 배변활동을 촉진하면 좋지만 종일 누워 있는 노인의 경우는 신체활동이 없으므로 수고스럽더라도 다른 방식으로 배변을 도와야 한다. 배꼽 주위를 마사지하고 따뜻하게 하면 배설에 도움이 되며, 따뜻한 온수가 나오는 샤워기로 엉덩이의 꼬리뼈 부근을 원을 그리며 마사지해도 자극이 되어 배설에 도움이 된다.

변비 증상이 있으면 의사와 상담하여 완화하는 약물을 처방받거나, 요양등급을 받은 경우라면 방문간호를 통해 관장을 받을 수 있다.

부록
유용한 사회복지 정보

– 노인장기요양보험
– 치매센터와 치매지원센터

노인장기요양보험

노인복지법이 노인의 기준 연령을 분명하게 명시하지는 않지만 세부 조항에서는 만 65세 이상을 노인으로 보고 있다. 우리나라의 65세 이상 노인 인구는 전체 인구의 11%를 넘어 우리나라는 UN이 정한 기준에 따라 고령화 사회에 속한다.

노인 인구가 많아지니 자연히 돌봄을 필요로 하는 노인의 수도 증가해 건강보험에서 노인에게 지급되는 의료비가 증가하고 수발을 드는 가정이 수발 부담에 시달리는 경우가 늘어 사회적 합의에 따라 2008년 7월부터 사회보험의 형태로 노인장기요양보험제도가 시행되고 있다.

일련의 과정을 거쳐 노인장기요양보험의 등급을 받으면 과거에 비해 상당히 저렴한 비용으로 요양원에 입소할 수 있으며(시설급여), 집에 있는 노인인 경우는(재가급여) 집으로 요양보호사가 와 필요한 것을 챙겨주고 운동을 도와주는 방문요양, 목욕을 시켜주는 방문목욕, 하루 중 일정 시간 보호해주는 주야간보호, 한 달 중 일정기간 보호해주는 단기보호, 간호사의 도움을 받을 수 있는 방문간호 서비스 등을 받을 자격이 주어진다.

노인 중에는 혼자 사는 독거노인이 늘고 있어 노인 수발이 사회문제가 된 지 오래이다. 다행이 부부가 같이 산다고 해도 배우자 역시 고령에 만성질환을 가지고 있을 확률이 높아 수발이 쉽지 않다. 가족과 함께 살더라도 효 의식의 변화로 가족에게 전적으로 수발을 기대하기 힘들며 또 과거 노인의 수발을 들던 여성의 경제활동이 대폭 증가하면서 낮 시간 동안 혼자 지내는 사람이 적지 않다. 그러다 보니 노인들 중에는 이 사회보험에 의지하여 생활하는 사람들이 많아 노인들 사이에서 이 보험은 대단히 중요한 역할을 하고 있다.

노인장기요양보험제도에 대해 사람들이 궁금해하는 내용 위주로 '질문-답변'의 형식으로 풀어 설명하고자 한다.

1. 누가 이용할 수 있나?

65세 이상, 또는 65세 미만이나 노인성 질병을 가져 거동이 현저히 불편하거나 치매 등으로 인지가 저하되어 장기요양이 필요한 사람이 이용 가능하다. 65세 이상인 경우는 노인성 질병뿐 아니라 고령이나 일반 질병으로 스스로 일상생활이 어려운 사람이 해당되고, 65세 미만은 치매, 파킨슨병, 뇌출혈, 뇌경색 등 노인성 질병으로 분류된 질병을 보유하여(65세 미만인 경우 노인성 질병 외의 다른 질병은 신청 불가능) 거동이 불편하거나 일상생활에 어려움이 있는 경우가 해당된다.

2. 소득이 높거나 낮으면 안 되는가?

전 국민을 대상으로 하는 사회보험제도이기 때문에 소득과는 무관하며 1번 항목에 해당하는 사람은 누구나 신청 가능하다.

3. 어디에 신청하는가?

노인이 살고 있는 주소지 관할 건강보험공단지사 내 노인장기요양보험 운영센터에 접수한다. 인터넷, 팩스, 방문 신청이 가능하며, 가족이 대리인이 되어 대신 신청할 때는 대리인과 노인의 신분증을 모두 제시해야 한다. 만약 지방에 계신 부모가 도시의 자녀 집에 머무는 경우는 자녀의 주소지 관할로 신청해도 무방하다.

4. 요양인정신청은 어떻게 진행되는가?

건강보험공단에서 2주 이내에 노인이 살고 있는 가정으로 방문조사를 와 신체기능, 인지기능, 행동변화, 간호처치, 재활 등 52개 판정 항목을 조사한 후 의사소견서 양식을 준다. 이 양식을 지참하고 노인과 함께 의사에게 가면 의사가 진단을 거쳐 소견서를 작성해주며, 이 소견서를 공단에 제출하면 등급판정위원회에서 등급 부여 여부를 결정한다.

5. 누가 요양인정신청을 할 수 있는가?

급여를 이용하고자 하는 당사자 본인, 가족이나 친족, 사회복지 전담 공무원 등이 신청할 수 있다. 타인이나 급여를 제공하는 기관에서는 개입이 금지되어 있다.

6. 아무 의사나 다 의사소견서를 발급하는가?

그렇지 않다. 일반적으로 종합병원은 대부분 가능하지만 의원급은 의사소견서 발급 교육을 이수한 의사만 발급이 가능하니 미리 물어보고 가는 것이 좋다.

7. 요양등급 판정 결과가 나오기까지 걸리는 시간은?

신청일로부터 30일 이내에 판정하여 결과를 통보해주는 것이 일반적이다.

8. 등급은 어떤 체계로 되어 있는가?

1등급부터 5등급으로 나뉘며, 그중 1등급이 가장 중증이고, 5등급은 치매 특별등급으로 인지활동을 지원한다. 1급은 보통 스스로 체위변경이 힘들 정도의 최중증으로 종일 침대에 누워서 지내는 와상, 2급은 스스로 걷지 못해 휠체어로만 이동 가능한 상태가 많고, 3급과 4급은 지팡이나 워커 등 보행 보조용구를 쓰는 경우가 많다. 5급은 활동은 가능하나 치매를 보유한 노인이 대상으로 인지활동을 지원하기 위해 도입되었다.

9. 노인장기요양보험은 어떤 식으로 재원 조달을 하는가?

제도가 운영되기 위한 재원은 장기요양보험료, 국가 지원금, 본인 일부부담금으로 구성되어 있다. 장기요양보험료는 건강보험료에 장기요양보험료율을 적용하여 각 개인에게서 징수하는 보험료로 전체의 60~65%에 달한다. 거기에 더하여 국가가 전체 보험료 예상 수입액의 20%를 부담하고, 나머지 15~20%는 제도를 이용하는 가정이 부담한다.

10. 요양인정기간은 얼마나 되는가?

등급이 나오면 공단에서 여러 가지 서류를 발급하는데 그중 장기요양인정서에 유효기간과 등급이 적혀 있다. 요양인정기간은 최소 1년 이상이며 인정기간이 끝나기 전 갱신하면 중단 없이 이용할 수 있다.

11. 등급을 받으면 어떻게 쓸 수 있나?

요양급여는 시설급여와 재가급여로 나뉜다. 시설급여란 요양원이나 노인요양공동생활가정에 입소할 수 있는 급여이고, 재가급여란 집에 거주하면서 방문요양, 방문목욕, 방문간호, 주야간보호, 단기보호 등을 이용하는 급여를 의미한다.

1, 2등급은 재가급여와 시설급여가 모두 가능하고 3등급부터 그 이하는 재가급여 대상이다. 그러나 재가급여 대상이라 할지라도 동일 세대 가족 구성원의 수발이 곤란한 경우, 주거환경이 열악하여 시설 입소가 불가피한 경우, 심신 상태 수준이 재가급여를 이용할 수 없는 경우는 예외적으로 시설급여를 이용할 수 있는데, 이 경우는 공단에서 자격을 변경시켜줘야 한다.

그 외 복지용구를 이용할 수 있다. 침대, 에어매트리스, 휠체어, 이동변기, 보행보조기, 미끄럼 방지 패드, 미끄럼 방지 양말 등을 저렴한 비용으로 임대하거나 구입할 수 있다. 그러나 모든 복지용구가 다 해당되는 것은 아니고 등급을 받을 때 공단에서 발행한 복지용구급여확인서에 기재된 품목만 가능하다. 노인 상태에 변화가 있어 다른 복지용구가 필요한 경우는 공단과 상담하여 조정 가능하다.

12. 서비스를 이용하려면 어떤 계약을 맺는가?

서비스를 이용하려면 장기요양인정서, 표준장기요양이용계획서 등의 서류를 지참하여 이용하기를 희망하는 장기요양기관과 이용계약을 체결해야 한다.

등급이 나오면 공단에서 여러 종류의 서류를 발급해주는데 그 안에 거주지 근처의 복지시설 목록이 들어 있다. 그중 원하는 곳을 선택하면 되고, 목록에 들어 있지 않은 곳을 이용해도 무방하다. 예를 들어 성북구 이용자가 금천구 시설을 이용해도 괜찮다.

13. 급여(서비스)의 종류를 더 자세하게 설명하면?

시설급여는 집을 떠나 요양시설이나 노인요양공동생활가정에 입소하여 그곳에서 생활하며 필요한 서비스를 받는 것을 의미한다. 요양시설은 보통 '요양원'으로 불리는 곳으로, 입소하여 일상생활을 하면서 필요한 서비스를 받는 생활시설이다. 요양공동생활가정은 기능은 요양시설과 같으나 집과 같은 구조로 10인 미만의 소규모 시설이다.

재가급여는 집을 떠나지 않고 이용하는 서비스이다. 요양보호사가 수급자의 집을 방문하여 일정 시간 돌보면서 필요한 것을 챙겨주고 수발해주는 방문요양, 목욕을 시켜주는 방문목욕, 간호사 등이 의사의 지시에 따라 욕창 치료, 관장, 수액 공급, 구강관리 등의 간호를 해주는 방문간호, 하루 중 이용을 희망하는 일정한 시간 동안 보호하며 신체활동 등을 지원하고 프로그램을 진행하는 주야간보호, 월 15일 이내로 입소하여 보호하는 단기보호 등이 있다.

재가급여는 종류가 다양하여 각자의 사정에 따라 자율적으로 선택 가능하며, 다음의 장점이 있다. 방문요양은 수급자의 신체활동 지원뿐 아니라 일상생활 지원까지 허용되어 수급자를 위한 가벼운 가사까지 지원 가능하다. 만약 노인이 혼자 사는 경우는 일상생활이 모두 지원되며, 운동, 산책, 병원 동행, 심부름 같은 도움도 받을 수 있다. 방문목욕은 보호자 혼자 힘으로 하기 힘든 목욕 서비스를 받을 수 있으며, 주야간보호는 차량이 노인의 집 근처에서 노인을 태워 이동하며, 아침 8시부터 저녁 10시 사이에 노인을 모시고 있으면서 식사를 제공하고 다양한 프로그램을 진행하는 서비스를 제공한다. 단기보호는 가족이 여행, 외출, 집안 경조사, 이사, 집수리 등으로 당분간 모실 수 없을 때 이용할 수 있는 시설로, 약정된 기간 동안 집 대신 생활하는 시설이다. 한 달에 15일만 이용 가능하지만 1년에 두 달은 한 달을 다 채워서 사용해도 무방하다. 보호자가 요양보호사 자격을 취득하여 돌보는 가정의 경우, 노인 수발로 힘들고 지칠 때 이용할 수도 있다.

14. 이용료는 얼마인가?

이용료는 본인일부부담금이라 불리며, 수급자(급여를 받는 자, 즉 서비스를 받는 노인)는 일반, 의료급여수급권자, 국민기초생활수급권자의 3가지 자격으로 나뉜다.

재가급여의 경우 일반은 해당 월 이용 총액의 15%를 본인일부부담금으로 내고, 의료급여수급권자는 7.5%, 국민기초생활수급권자는 무료이다. 시설급여의 경우 일반인은 총액의 20%, 의료급여수급권자는 10%, 국민기초생활수급권자는 무료이다. 하지만 식사에 해당하는 급식은 비급여 대상으로 본인부담금과는 별도로 비용을 지불해야 한다.

15. 가족이 가족에게 요양서비스를 할 수 있나?

그렇다. 가족이 요양보호사 자격을 취득한 후 방문요양센터와 수급자 간 이용계약이 체결되고 동일한 기관에 가족이 요양보호사로 채용되면 서비스가 가능하다.

16. 한 번 이용계약을 맺으면 계약 기간 동안 끝까지 이용해야 하는가?

그렇지 않다. 만약 서비스에 만족하지 못한다면 불편한 점에 대한 시정을 요구할 수 있고, 다른 기관에서 서비스를 받아도 무방하다. 단 이용계약을 체결한 기관과 특별한 약정사항이 있을 수 있으니 옮기기 전 상담하는 것이 좋다.

17. 누구나 요양등급을 신청할 수 있는가?

1항의 요건에 해당하는 사람은 누구나 가능하지만 장기요양보험료를 6회 이상 납부하지 않은 사람은 예외이다. 요양등급을 신청하려면 체납된 보험료를 우선 납부해야 한다.

18. 등급판정 결과에 이의가 있는 경우는?

장기요양등급 결과의 통보를 받은 후 90일 이내에 공단에 증빙서류를 첨부하여 이의 신청을 할 수 있다.

19. 요양인정기간이 끝나면 어떻게 하는가?

요양인정기간은 최소 1년이며, 수급자 상태와 요양등급 발급 횟수에 따라 인정기간이 달라진다. 최대 3년까지 인정되며, 유효기간이 종료되기 전 90일 전부터 30일 이내에 갱신을 신청하면 서비스의 연속성을 유지할 수 있다. 요양등급의 갱신은 처음 신청할 때와 거의 동일하게 진행된다.

20. 서비스를 이용하는 도중 환자의 상태가 나빠져서 등급이 바뀌어야 할 것 같으면 어떻게 하는가?

요양인정기간 도중 수급자의 상태가 나빠지거나 좋아지는 등 상태에 변화가 생기면 등급 변경을 신청할 수 있다. 절차는 요양인정신청을 하는 것과 동일하며 사유를 기재하게 되어 있다.

21. 이용료(본인일부부담금)는 어디에 납부하는가?

이용계약을 체결한 기관에서 한 달 단위로 정산하여 부담금액을 알려주며 그 기관으로 부담금을 납부하면 된다. 부담금은 법적으로 정해진 기여분이므로 꼭 납부해야 한다.

치매센터와 치매지원센터

노인의 수가 늘어남에 따라 치매 인구 역시 급속하게 증가하는 상황이다. 치매는 보유자가 문제행동을 보이는 경우가 많고 가족은 그로 인해 크고 작은 어려움에 부딪쳐 수발 부담이 클 수밖에 없다. 치매센터와 치매지원센터 등은 이런 문제에 효과적으로 대응하고 치매환자를 통합적, 적극적으로 관리할 목적으로 설립된 기관들이다.

치매센터는 중앙 치매센터 아래 도 또는 광역시 단위로 광역 치매센터가 전국에 11개소 설치되어 있다. 치매의 조기발견과 예방, 맞춤형 치료와 보호, 치매 친화적 사회 환경 조성 등 지역사회 중심의 통합적 치매 예방 관리를 목표로 한다. 나아가 치매에 대한 올바른 이해를 돕고 사회적 관심을 높이며 지역사회 내 존재하는 치매 보유자를 발견하여 치료를 안내하는 역할도 한다. 치매에 관한 정보를 제공하고 치매 전문교육을 실시하며 실종 치매노인을 지원하는 일도 겸한다.

치매지원센터는 단순한 정보 제공을 넘어 실무 차원에서 치매환자를 발견하고, 치매 보유자로 판정되면 등록하여 체계적으로 관리하는 기능을 한다. 서울의 경우 각 구 단위로 한 개소씩 설치되어 있으며, 광역시에도 설치된 곳이 있다. 치매지원센터는 기관이 속한 해당 시와 구의 재정적 지원하에 보건소가 의료기관과 협약하여 운영하는 형태인데, 지자체 단위로 운영되는 특성상 해당 구에 거주하는 만 60세 이상의 노인만이 이용할 수 있다.

치매지원센터는 일반적으로 인지건강센터를 운영하며 치매를 예방하도록 안내하고, 치매환자를 조기 발견하여 적절한 치료를 받도록 지원하고 있다. 재활을 포함해 질병의 진행단계별로 인지기능 훈련 활동을 진행하며, 저소득층에 대해서는 치매 검진비와 치료비를 지원한다.

가족을 대상으로 치매환자가 보이는 다양한 문제 상황에 대응하는 대처법을 알려주며, 상담을 실시하여 치매환자를 이해시키고 스트레스를 덜어주는 업무도 담당한다. 그밖에 집에 거주하는 치매환자 중 조호물품이 필요한 사람들에게 기저귀, 방수패드 등을 무료로 지원하며 에어매트, 휠체어, 이동식변기, 목욕의자 등을 일정 기간 대여하기도 한다.

치매지원센터가 없는 곳은 보건소가 이에 준하는 기능을 한다.